JN162889

在宅訪問・
かかりつけ薬剤師のための

服薬管理 コツとわざ

はじめの一歩

[編集代表]
吉澤　明孝

じほう

出版にあたり

地域包括ケア，地域医療構想など，医療形態が地域在宅にシフトし始めています。国，行政がいう地域包括ケアとは「言うは易し」ですが，地域では退院支援，介護保険，多職種連携などさまざまな面でいまだ問題が多く，「行うは難し」が今の状態です。

今後爆裂するといわれる高齢化，および多死社会を迎えるにあたり，地域での保険薬局の役割は特に大きいものです。国は現在，問題視されている薬剤費適正化のために，居宅での服薬指導管理をはじめとする薬剤管理の必要性を認め，平成28年度の診療報酬改定および調剤報酬改定で「かかりつけ薬剤師」制度を新設しました。しかし，保険薬局に勤務する薬剤師の皆様としては，このように臨床薬剤師として地域現場で活躍することを期待されてはいるものの，施設医療と在宅医療の違いに戸惑うことが多いのが実情ではないでしょうか。施設医療では，患者さんの病気，症状のCURE（治すこと）が中心である一方，在宅医療では患者さんが家族と楽しく過ごすことを支えるCARE（ケア）が中心となります。また，施設では医療者がホスト，患者さんと家族がゲストの関係ですが，在宅ではそれが逆転します。実際に患者さん宅を訪問し，患者さんの病状だけでなく，患者さんと家族の生活と気持ちを支えられなければ，地域在宅での活躍は期待できないところです。

本書は，地域で在宅患者訪問薬剤管理指導，居宅療養管理指導に携わる，または，これから携わろうとされている薬剤師の方々に向けて，達人の先生方にご協力を得て，「コツとわざ」を編集したものです。現在，保険薬局には，服薬指導にとどまらず，患者さんと家族の生活を支えること，さらには他の医療機関と地域の架け橋，患者さんのよろず相談所まで，幅広い役割が求められています。

ぜひ本書をご参考にしていただき，地域包括ケアの一員としてご参加いただけることをお願いいたします。

2016年8月

吉　澤　明　孝

編集委員会

目 次

Part 3 ●身体的服薬能力と服薬管理能力の把握方法と改善方法

Part 6 ● 困難事例になりがちな場面での対応のしかた

序章

患者のための薬局ビジョンと かかりつけ薬剤師・薬局について
－いま求められている保険薬局と薬剤師の役割について－

地域包括ケアシステムの窓口

わが国では現在，高度経済成長の担い手であったいわゆる団塊の世代の総人口に占める割合がほかの世代に比べて大きく，彼らが2025年までに後期高齢者といわれる75歳以上になることが大きな問題の1つとなっています。なぜなら，後期高齢者になるとそれまで元気であった方でも多くの疾患を抱えてしまうことが多く，それによって介護が必要となるケースも多くなるため，団塊の世代が後期高齢者になると，現在の制度のままでは医療も介護も，施設や人手の面でも費用の面でも行き詰まってしまうと考えられるからです。

そのため，行政では地域にある施設や人材などを有効に活用し，地域完結で医療や介護あるいは生活支援などを包括的に，また地域住民がお互いを助け合うしくみの構築を強く推進しています。これが「地域包括ケアシステム」とよばれるものです。地域包括ケアシステムは，地域の自主性や主体性にもとづき，地域の特性に応じて，各地の地域住民がそれぞれつくり上げることが前提になっています。

薬剤師には，地域包括ケアシステムの医療サイドの患者さん，および住民の窓口として，つまり，かかりつけ薬剤師やかかりつけ薬局として重要な役割を担うことが求められています。その具体的な中身をまとめたものが「患者のための薬局ビジョン」です（図1）。

健康サポート機能 **健康サポート薬局**

★国民の病気の予防や健康サポートに貢献
・要指導医薬品等を適切に選択できるような供給機能や助言の体制
・健康相談受付，受診勧奨・関係機関紹介等

高度薬学管理機能

★高度な薬学的管理ニーズへの対応
・専門機関と連携し抗がん薬の副作用対応や抗HIV薬の選択などを支援等

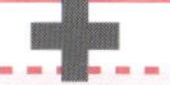
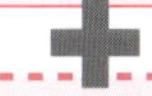

かかりつけ薬剤師・薬局

服薬情報の一元的・継続的把握

★副作用や効果の継続的な確認
★多剤・重複投薬や相互作用の防止
○ICT（電子版お薬手帳等）を活用し，
・患者がかかるすべての医療機関の処方情報を把握
・一般的医薬品等を含めた服薬情報を一元的・継続的に把握し，薬学的管理・指導

24時間対応・在宅対応

★夜間・休日，在宅医療への対応
・24時間の対応
・在宅患者への薬学的管理・服薬指導
※地域の薬局・地区薬剤師会との連携のほか，へき地等では，相談受付等にあたり地域包括支援センター等との連携も可能

医療機関等との連携

★疑義照会・処方提案
★副作用・服薬状況のフィードバック
・医薬情報連携ネットワークでの情報共有
★医薬品等に関する相談や健康相談への対応
★医療機関への受診勧奨

図1　**患者のための薬局ビジョン**

（厚生労働省公開資料をもとに作成）

患者のための薬局ビジョン ―「門前」から「かかりつけ」，そして「地域」へ―

行政は医薬分業の原点に立ち返り，全国に約5万7000ほどある保険薬局を2025年までに患者さん本位のかかりつけ薬局へと再編できないかと考えています。ここで「かかりつけ」という言葉に込められている保険薬局に対する行政の要望は以下のとおりです。

・ICT（Information and Communication Technology，情報通信技術）を活用し，保険薬局が患者さんの服薬情報を一元的・継続的

に把握する
・保険薬局が患者さんに対して24時間対応，在宅対応を行う
・保険薬局が医療機関をはじめとする関係機関との連携を行う
・保健薬局が健康サポートおよび高度薬学管理を行う。

ここで「健康サポート機能」とは，地域住民による主体的な健康の維持・増進を支援する機能を指しており，「高度薬学管理機能」とは，抗がん薬などの薬学的管理を指しています。

行政は日常生活圏域ごとに必要数のかかりつけ機能をもった薬局（かかりつけ薬局）を整備することを目指しています。

薬剤師の業務は対物業務から対人業務へ

上記のように患者のための薬局ビジョンが示され，保険薬局がかかりつけ薬局へと移行していく中で，そこで業務を行う薬剤師にも，より薬剤師としての専門性を生かし，かつコミュニケーション能力の向上により，かかりつけ薬剤師として役割を発揮していくことが求められています。

行政も当初は，かかりつけ薬局という考え方でしたが，他の職種ではかかりつけ医やかかりつけ歯科医という個人が直接患者さんに対応していることから，現在では「かかりつけ薬剤師」として，個々の薬剤師がより責任をもった対応を行うことを求めています。つまり，かかりつけ薬剤師には，従来の調剤業務に加えて，人的対応が必要とされています。

まず，患者さんの服薬情報の一元的，さらに継続的な把握が求められています。これは，患者さんが受診しているすべての医療機関で処方される医薬品の服薬情報を一元的に，また継続的に把握し，薬学的

管理等を行うことであり，大変重要な役割になります。

さらに，患者さんへの24時間対応，在宅対応が求められています。特に，在宅対応は残薬確認のため効果的であるとされており，薬剤師の在宅対応の取り組みに期待が集まっています。

医療機関との連携も求められています。多剤処方などで問題があった際の疑義照会，あるいは類似薬の重複使用における処方提案などは，薬剤師の本来の業務としても必要なことであるとされています。

このほか，以下のような取り組みが求められています。

・医薬関係団体・学会等で，専門性を向上するための研修を受ける
・患者さんの同意のもと，検査値や疾患名等の患者情報を医療機関と共有する
・医薬品の安全性情報等の最新情報を収集する
・患者さん中心の業務に移行・重視していく
〔例〕処方内容のチェック（重複投薬，飲み合わせ），医師への疑義照会，ていねいな服薬指導，在宅訪問での薬学管理，副作用・服薬状況のフィードバック，処方提案，残薬解消
・従来の薬中心の業務も充実していく
〔例〕処方せんの受け取り・保管，医薬品の調製（秤量，混合，分割），薬袋の作成，調剤報酬の適切な算定，医薬品・医療材料の監査・交付，医薬品・医療材料の在庫管理

かかりつけ薬剤師・薬局がもつべき３つの機能

以上を整理すると，かかりつけ薬剤師・薬局に期待されている機能とは以下の3つであるということができます。

①服薬情報を一元的・継続的に把握する機能

主治医との連携，患者さんからのインタビューやお薬手帳の内

容の把握等を通じて，患者さんがかかっているすべての医療機関や服用薬を一元的・継続的に把握し，薬学的管理・指導を実施します。

また，患者さんに複数のお薬手帳が発行されている場合は，お薬手帳の一冊化・集約化を実施します。

②24時間対応・在宅対応の機能

開局時間外でも，薬の副作用や飲み間違い，服薬のタイミング等に関して随時，電話相談を実施します。夜間・休日も，在宅患者さんの症状悪化時などの場合には，調剤を実施し，地域包括ケアの一環として，残薬管理等のため在宅で療養する患者さんにも積極的に関与します。

③医療機関等との連携の機能

医師の処方内容をチェックし，必要に応じ処方医に対して疑義照会や処方提案を実施します。

また，調剤後も患者さんの状態を把握し，処方医へのフィードバックや残薬管理・服薬指導を行います。さらに，医薬品等に関する相談や健康相談に対応し，必要に応じて医療機関への受診を勧め，地域の関係機関と連携をとります。

薬局には，かかりつけ薬剤師が役割を発揮できる薬局となることが必要とされ，その組織体，構造設備などが必要な要件として求められています。

Part 1

在宅訪問の基本

Q1 在宅訪問で，まず最初に行うことはなんでしょうか。

A まず，訪問する薬剤師が，誰の指示で，どのような目的で，どのような立場で在宅訪問を行うのかをきちんと確認・理解し，それを患者さんや家族等によくわかるように説明してください。

ここで，「誰」の指示の部分は，薬局の誰かではなく，薬局に在宅訪問をオーダーしたのが誰であるのか（どのようなきっかけで在宅訪問を行うのか）を指しますので，薬局を出る前によく確認しておくことが重要です。

在宅訪問のきっかけを確認する

薬剤師が在宅訪問するきっかけは4つあります。

①医師または歯科医師の指示
②薬局の提案
③ケアマネジャーの提案
④多職種（看護師，訪問介護員〔ヘルパー〕，患者さんの家族等）の提案

最初に，患者さんが介護保険で要支援，または要介護の介護認定を受けているかどうかを確認してください。受給資格の確認は，法令（保険薬局及び保険薬剤師療養担当規則，平成28年 厚生労働省令 第27号）で定められていることですので，きちんと行ってください。

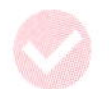 患者さんの介護認定の有無を確認する

(1) 患者さんが介護保険で要支援, または要介護の介護認定を受けている場合

患者さんが介護認定を受けていれば, 患者さんから「介護保険被保険者証」または「介護保険資格者証」を見せてもらい, 被保険者資格や, 認定の有無, 認定の有効期限, 給付制限の有無, 担当する居宅介護支援事業所などの確認をし, 要介護度, 認定日, 認定期間をメモにとります。

そして, 事前に作成しておいた重要事項説明書 (薬局の概要や, 行う業務, 利用料などを記載した書類) を提供して, これにもとづいて居宅療養管理指導で行う内容について説明し, 契約書に署名, 捺印等をいただいてください。

患者さんには, 介護保険のサービスである居宅療養管理指導を行うことになります。この場合は, 多くはすでに患者さんのケアプラン (居宅サービス計画, または介護予防サービス計画) に, 薬剤師が在宅訪問を行う目的が記載されているはずですので, それにもとづいて, 管理指導を行います。ケアプランにまだ記載がなければ, 患者さんのケアプランの作成を担当するケアマネジャーに依頼して, 薬剤師として管理指導を行う内容をケアプランに記載してもらいましょう (図1)。

なお, 居宅療養管理指導は, 介護保険における区分支給限度基準額の対象外なので, ケアマネジャーの作成するケアプランに盛り込まれているかどうかに関係なく, 居宅療養管理指導料を算定することができます。しかし, 実際には, ケアマネジャーと連携をとりながら居宅療養管理指導を行う場合が多いです。

(2) 患者さんが介護保険で要支援, または要介護の介護認定を受けていない場合

患者さんが介護認定を受けていなければ, 医療保険の保険証 (被保険者証) を確認して, 保険診療の受給資格があることを確認してください。この場合, 患者さんに保険診療の在宅患者訪問薬剤管理指導を行うことになりま

第1表

居宅サービス計画書（1）

作成年月日　　年　　月　　日

初回・紹介・継続　　認定済・申請中

利用者名　◎◎　◎◎　殿　　生年月日　昭和●●年●月●日　　住所　〒***-****　東京都■■区□□*-**-**

居宅サービス計画作成者氏名　◇◇　◇◇◇

居宅介護支援事業者・事業所名及び所在地　居宅介護支援　◆◆　〒***-****　東京都■■区□□*-**-**　◆◆ビル 3F

居宅サービス計画作成（変更）日　平成●●年●月●日　　初回居宅サービス計画作成日　平成●●年●月●日

認定日　平成●●年●月●日　　認定の有効期間　平成●●年●月●日～平成●●年●月●日

要介護状態区分	要介護1・要介護2・要介護3・要介護4・要介護5
利用者及び家族の生活に対する意向	本人：できることは自分でやっていきたい。 ご家族：できるかぎり、在宅での生活を続けていきたい。
介護認定審査会の意見及びサービスの種類の指定	
総合的な援助の方針	足腰が弱っており、日常生活に協力が必要となっています。介護保険やその他のサービスを利用し、 身体機能を維持し、安全・快適に在宅生活を維持するには、どうしたらよいかを一緒に考えてまいります。 緊急連絡先：△△様（長男様）03-****-****／携帯 090-****-**** ▲▲診療所　03-****-****
生活援助中心型の算定理由	1. 一人暮らし　2. 家族等が障害、疾病等　3. その他（妻の要介護認定のため　　）

【同意欄】私は、この居宅介護サービス計画書（第1表、第2表、第3表）に同意し、受け取りました。　年　月　日　氏名　　印

図1　ケアプランの一例

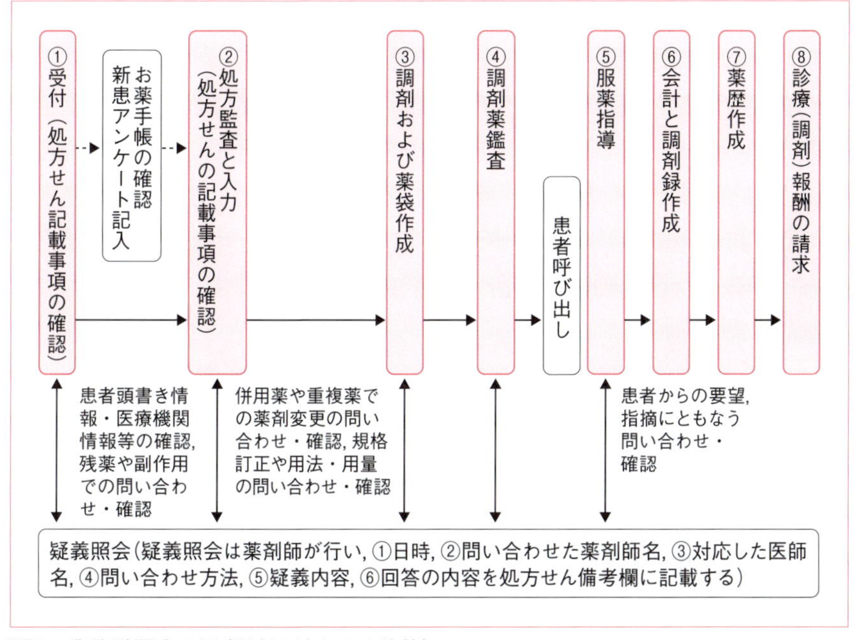

図2　**業務手順書の例（調剤の流れのみ抜粋）**

す。在宅患者訪問薬剤管理指導の目的について，患者さんのかかりつけ医と事前によく相談し，それにもとづいて管理指導を行ってください。

基本的には，処方せんの処方欄または備考欄に訪問指示について記載してもらいます。口頭での指示の場合は，薬歴に医師から指示を受けたことを記載しておきます。

居宅療養管理指導であっても，在宅患者訪問薬剤管理指導であっても，指導にあたって患者さんの同意が必要ですので，注意してください。

外来業務と同様に行うこと

薬局では健康保険等の被保険者証（日常的には保険証といっていることが多いと思います）を確認しているはずですが，「保険薬局及び保険薬剤師療養担当規則」で決められていることなので，省略することはできません。これは在宅訪問においても同じことです。

また，薬局には業務手順書が必ずありますが，これも「薬局並びに店舗販売業及び配置販売業の業務を行う体制を定める省令」（昭和39年 厚生省令第3号，最終改正：平成26年 厚生労働省令第87号）によって定められていることです。したがって，基本的には，在宅訪問においても業務手順書（図2）にもとづいて業務を行うことになります。ただし，調剤の業務のうち，薬剤の計量，粉砕，混合等の調製行為については，薬局で行わなければなりません。

予備知識

以下のいずれも，訪問回数，事前に必要な届出，必要な書類等が定められていますので，実際に患者さんへの管理指導を行う前に，準備を整えてください。

介護保険の居宅療養管理指導：

居宅療養管理指導とは，通院が困難な介護保険の利用者に対して，医師や薬剤師などが介護保険の利用者の居宅を訪問して行う，療養上の管理や指導のサービスです。

居宅療養管理指導の目的は，利用者の状態や生活上の困難を医学的・薬学的な視点で把握し，適切な管理・指導を行うことで生活を改善させることであり，治療を行うものではありません。

医療保険の在宅患者訪問薬剤管理指導：

在宅患者訪問薬剤管理指導とは，通院が困難な在宅での療養を行っている患者さんの居宅を薬剤師が訪問して，薬剤管理指導計画書にもとづいて直接，患者さん，またはその家族等に服薬指導，服薬支援，その他の薬学的管理指導を行うものです。

コツとわざ

- 薬局での外来調剤と在宅訪問の大きな違いは，そこに，「生活している空間が存在する」ことです。
- 外来では，患者さんは医療機関に受診して医師等の診察を受けた後に，薬が必要であれば処方せんが交付等され，薬局にて調剤を受けることになります。口頭での情報伝達・お薬手帳による情報提供などはもちろん行いますが，薬剤師が患者さんの生活を直接見る機会はありません。
- 一方, 在宅訪問では, いつもの患者さんの日常生活が見えてきます。食事・排せつ・睡眠・運動・認知機能などの状況を直に見て，患者さんの日常の生活に薬がどのように関与していくかが見られることが大きなポイントです。ぜひとも, 在宅訪問の際には患者さんの生活を直に見て（観て，視て，看て）ください。

参考資料

日本薬剤師会：在宅服薬支援マニュアル（平成26年6月版）
日本薬剤師会 監修，じほう 編集:在宅医療Q&A 平成28年版，じほう（2016）

Q2 患者さんに初めて連絡をとる際に気をつけることはなんでしょうか。注意事項はありますか。

A 患者さんと家族等に，薬剤師が居宅を訪問すること，および，その目的を簡潔にわかりやすく説明してください。

調剤日に合わせて訪問する必要はありませんが，突然の訪問は避けてください。

ファーストコンタクトはていねいに

患者さんや家族に初めて連絡したときには，患者さんに処方されている薬を持参すること，服薬等についてお困りのことなどがないか確認させていただきたいこと，を伝えます。ファーストコンタクトでつまずかないよう，薬剤師の訪問について患者さんや家族等が不安に感じたり，目的を勘違いしたりすることがないよう，気をつけてください。

患者さんや家族等の中には，「薬剤師がなぜ自宅を訪問するのか」という疑問をもつ方が多いのは事実です。このため，初回訪問時は，ヘルパーやケアマネジャーに同行をしてもらう等の方法も，疑問の解消に効果的です。

「薬剤師による服薬管理のために訪問する」ことに違いはありませんが，ファーストコンタクトはコミュニケーションの上で非常に重要ですので，患者さんや家族等とのつながりをまず大事にして，必要に応じてよりくだけた表現にすることも重要です。

訪問者，訪問日時を決める際の注意点

患者さんと相談して訪問者，訪問日時を決める際には，訪問を担当する薬剤師と薬局全員の薬剤師の共通認識と無理のない計画立てが非常に重要です。むやみに算定件数ばかりを追い求めるのではなく，質の担保をしっかり考えて行動しなくては取り返しのつかない事態におちいることもありえます。

一方で，今後は外来中心の薬局であっても，1件でも在宅訪問を行っていくことが重要です。臆することなく，患者さんに関与している多職種の行動を訪問計画書または介護アセスメント票により確認するなどして，きちんと連携をとって進めてください。

以下に，図1の在宅訪問のきっかけ別に注意点を解説します。

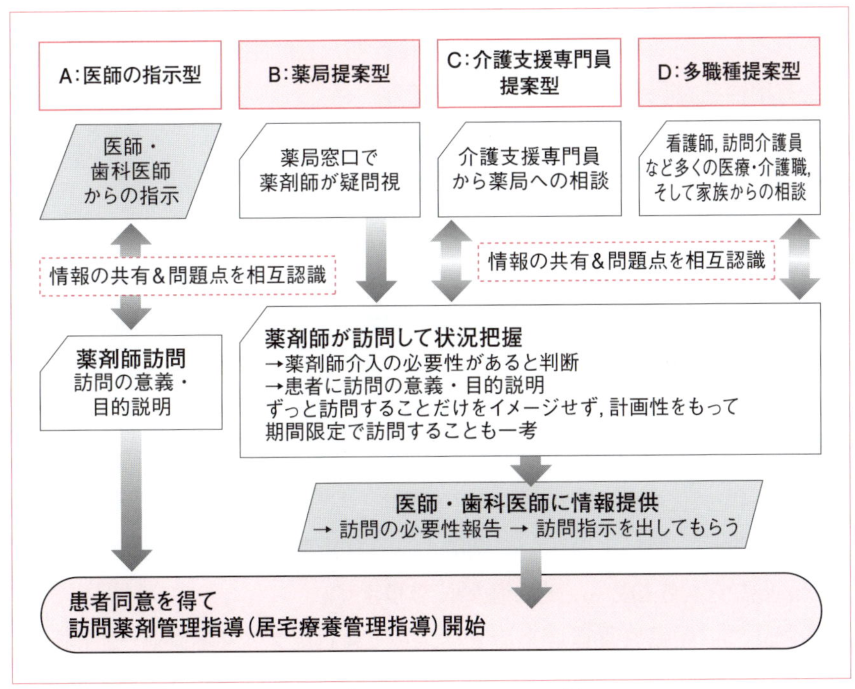

図1　訪問薬剤（居宅療養）管理指導開始にいたる4つのパターン
（日本薬剤師会：在宅服薬支援マニュアル（平成26年6月版）より引用）

（1）訪問が医師の指示による場合

訪問が医師の指示による場合は，主治医から今までの診療情報等を入手するようにしてください。特に病気の既往歴や注意すべき副作用などの情報をもらえると，今後の居宅療養管理指導に役立ちます。

患者さんの療養上の問題点や，なぜ薬剤師の居宅療養管理指導が必要だと判断したかなどについても情報を入手するようにしましょう（文書ではなく電話などで話を聞いても十分です）。

（2）訪問が薬局の提案による場合

訪問が薬局の提案による場合は，来局時に対応していた薬剤師と訪問する薬剤師（局内の全薬剤師）で居宅療養管理指導が必要だと判断した患者さんの問題点を共有しましょう。訪問の目的が明確となり，初回訪問時に患者さんに納得していただける説明がしやすくなります。

もちろん，訪問時だけでなく来局時にきちんと居宅療養管理指導の必要性と有用性を説明しておくことも重要です。

（3）訪問がケアマネジャーの提案による場合

訪問がケアマネジャーの提案による場合は，ケアマネジャーという職種の特性上，介護職としての目線で判断することが多いのが現状です。

患者さんの生活上の問題点について情報をきちんと入手し，薬剤師の介入によってどの程度改善できるかという目標をケアマネジャーと共有することが大切です。ケアマネジャーの中には，薬剤師がきちんと服薬させてくれる・薬の飲み忘れがなくなるなどの過度な期待をしている方が少なくありません。

初回訪問時にあらためて，薬剤師として状況を確認して，どのような支援が必要かを見きわめることが重要になります。

初回訪問は居宅療養管理指導を提案してくれたケアマネジャーと同行するようにしましょう。そうすれば，患者さんの薬剤師を受け入れる抵抗感は少なくなりますし，話もとてもスムーズになります。

コツとわざ

- 訪問日時の決定の際には，患者さんと自らのスケジュールを調整するということに，気をつけてください。突然の訪問は避けるべきです。
- 介護認定を受けている患者さんであっても，介護保険の他のサービスを受けている時間，食事の時間，散歩の時間などがありますから，自らの都合を優先してはいけません。日時調整にあたっては，そういった時間帯との配慮を心がけてください。

（4）訪問が訪問看護師の提案による場合

訪問が訪問看護師の提案による場合は，医師以上に生活のQOL上の問題点の改善を目的としたケースが多くなります。提案してくれた訪問看護師と居宅療養管理指導の必要性・目的について情報の共有化をはかり，患者さんに同じ説明ができるようにしましょう。

また，看護師との仕事配分（職域）を明確にして，他職種による作業の混雑がないようにしましょう。

さらには，看護師との意見の統一をはかり，居宅での療養生活のqualityが維持できるように薬剤師として主治医への連絡を行いましょう。

看護師は療養に関して知識も豊富で，さらに介護保険の知識にも精通している方が多くいます。薬剤師も介護保険の福祉用具だけでなく，医療用具（生活用品）の知識ももっておくことが大切です。

訪問日が決まったら在宅チームに連絡する

在宅で療養する患者さんには，多職種連携がとても重要です。したがって，薬剤師にも常に多職種連携を意識していくことが求められます。

いいかえれば，患者さんの在宅療養を支えるチームに薬剤師が入ったことを，チームの全体が理解して，受け入れてもらえるようにします。

初回の訪問日が決まったら，できればケアマネジャーや訪問看護師，かかりつけ医に同行をお願いしてみてください。それによって，患者さんとコミュニケーションがとりやすくなるだけでなく，同行をお願いした他の職種との連携もしやすくなります。

また，同行が無理でも医師とケアマネジャーには初回訪問前に事前連絡をし，訪問後には訪問時に行ったこと，および次回訪問予定などを必ず報告することが義務付けられています。

MEMO

Q3 在宅訪問の際，もち物としてどのようなものが必要でしょうか。

A 身分証明証である薬剤師と明記してある名札，薬局や処方医との連絡用の携帯電話等，訪問記録簿，薬学的管理指導計画（訪問計画。薬歴に添付する），患者一部負担金を受け取るための財布（おつりがあるとき用のお金を入れておく），ペン等の筆記用具などをもっていきます。

訪問薬剤管理指導依頼書や患者情報提供書，居宅サービス計画書（または介護予防サービス計画）やサービス提供表が入手できていれば，これらも忘れずにもっていきます。また，初回訪問時には，重要事項説明書，居宅療養管理指導の契約書を忘れないようにしてください。ADL や QOL に関する患者情報の入手も重要です。

薬剤師が患者さんの居宅で残薬を見つけた場合等，処方医に疑義照会をした上で，患者さんの居宅等で調剤量を減らすことができることになっていますので，処方医への連絡手段も確保しておきます。

このほか日常の服用に関して必要な用具，患者さんの服薬管理をする上で，1 回に飲む複数の薬をまとめるためのホチキス，輪ゴムやはさみ，一包化することを補助できるビニール袋等の道具，飲み忘れを防止するためのカレンダーなどももっていくことがのぞましいといえます。ただし，過剰な服薬支援は患者さんの服薬アドヒアランスを逆に下げることもありますので，患者さんの状態に応じて行うことが重要です。

さらに，ばらばらの残薬を見つけた際などのために，「識別ハンドブック」（じほう）のレファレンス，および患者さんの一部負担金の計算のために電卓などももっていきたいところです。

名札や名刺，訪問目的を説明する書類を忘れずに

在宅訪問時には，薬局にいるとき以上に，患者さんや家族等，および他人からみても自らの立場や訪問目的が明らかにわかるよう，気をつけなくてはいけません。

名札（図1）等で○○薬局の薬剤師であることが誰でもわかるようにしておき，訪問の目的を尋ねられた際には，適宜，それを説明するための書類を見せて，ていねいに説明します。

そして，訪問記録簿に訪問の記録を残します。

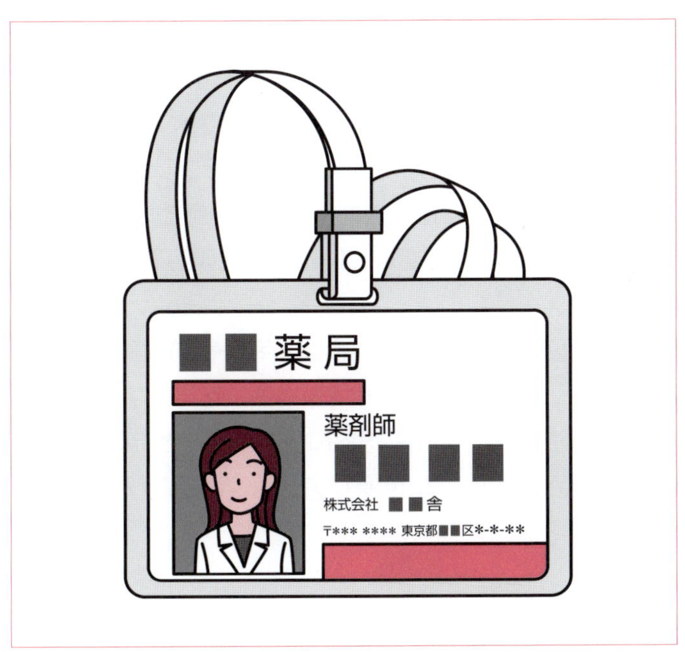

図1　名札等の見本イメージ（薬剤師は色は青を用いることが多い）

Q4 初回訪問ですることはなんでしょうか。

A これから薬剤師として訪問させていただくために必要な手続き，次回以降に患者さんの服薬の改善を行っていくための情報収集と指導記録簿への記載，および服薬内容の確認を行います。

必要な手続き

初回訪問時には，患者さんが要支援または要介護の介護認定を受けている場合，居宅療養管理指導を行うために，重要事項説明書を提供して，居宅療養管理指導の契約書に署名と捺印をいただきます。患者さんやその家族等への説明にあたっては，患者さんのかかりつけ医から入手した患者情報提供書や，担当のケアマネジャーから入手したケアプラン（居宅サービス計画書または介護予防サービス計画）をもとに，薬剤師としてこれからかかわっていく内容について，できるだけていねいに説明して，理解を得ることが非常に重要です。

患者さんが介護認定を受けていない場合は在宅患者訪問薬剤管理指導を行うことになりますが，この場合も患者情報提供書を可能な限り入手して，薬剤師としてこれからかかわっていく内容について，できるだけていねいに説明して，理解を得ることが非常に重要です。

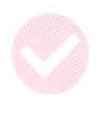

次回以降に患者さんの服薬の改善を行っていくための情報収集と指導記録簿への記載

その場で即座にできることは限られるため，基本は初回時に収集した情報にもとづいて，次回以降に服薬の改善を行っていくことになります。以下の点に注意します。

・薬は適切に保管されているか，適切に管理されているか
・患者さんの服薬に主にかかわっているのは誰か
・複数の医療機関を受診していないか
・処方されている薬を患者さんは正しく服薬できているか
・残薬がある場合，その理由は何か
・処方されている薬によって，患者さんに副作用はないか
・調剤日数と調剤間隔にずれがないか

そして，訪問実施後には薬局にて，通常の薬剤管理指導記録に加えて，指導記録簿に以下について記載しなければなりません。

・訪問の実施日，訪問した薬剤師の氏名
・処方医から提供された情報の要点
・訪問に際して実施した薬学的管理指導の内容（薬の保管状況，服薬状況，残薬の状況，投薬後の併用薬，投薬後の併診，副作用，重複服用，相互作用等に関する確認，実施した服薬支援措置等）
・処方医に対して提供した訪問結果に関する情報の要点
・処方医以外の医療関係職種との間で情報を共有している場合にあっては，当該医療関係職種から提供された情報の要点，および，当該医療関係職種に提供した訪問結果に関する情報の要点

服薬指導

患者さんがファクシミリまたはEメールで処方せんを薬局に伝送してきている場合，処方されている薬をもっていき，患者さんの居宅において薬局で行う場合と同じく，薬の交付，服薬指導を行います（「薬剤師法施行規則の一部を改正する省令」〔平成19年 厚生労働省令 第52号〕。これによって薬局への来訪が不要になっています）。

なお，薬剤師の実技指導については，「薬剤の使用方法に関する実技指導の取扱いについて」（平成26年3月19日 医政医発第2号，薬食総発0319第2号）で「薬剤師が，調剤された外用剤の貼付，塗布又は噴射に関し，医学的な判断や技術を伴わない範囲内での実技指導を行うこと」が可能となっています。

残薬を見つけた場合

残薬を見つけた場合，残薬が現在，服薬しているものなのかを確認して，残薬となった原因・理由を確認します。使用期限内の薬を再利用する場合は，古いものからきっちり使うように指導します。

①服薬することの理解不足

→薬効を理解できるまで説明します。理解を助けるための服薬支援をします。

②併用薬を含めた薬剤数の多さ

→多すぎて整理がつかなくなり，飲まなくなったということがよくあります。患者さんの状態に応じて，主治医と処方設計をやり直す，薬の整理をするなどの服薬支援をします。

③飲み忘れ

→とくに外出時や昼食後などに飲み忘れてしまい，それが残薬となっていることがあります。服薬アドヒアランスの向上を図る服薬支援を行います。

コツとわざ

- 初回訪問時は，患者さんにとっても，薬剤師にとってもファーストコンタクトとなるので，その後のかかわりがうまくいくようにするための言動となるよう気をつけます。焦りは禁物です。
- 初回訪問時に，残薬を見つけることはよくあるでしょう。とくに入退院の際など，処方先が変わったときに，それまでに処方されていた薬が残薬となってしまうことはよくあることです。しかし，見つけたからといって，さっそく取り上げようとするとトラブルになることがあります。トラブルを避けるには，残薬がある原因，つまり，患者さんや家族等の生活背景に関する情報収集を行うことが重要です。このほか，これからの改善を見据えて，まずは十分な情報収集を心がけることが重要です。
- また，患者さんからファクシミリで処方せんを事前確認している場合は，薬の交付と服薬指導を行います。処方せんを確認・受領し，薬の交付が終了した時点で調剤完了となります。
- 薬局であっても，在宅であっても，調剤業務そのものに変わりはありません。薬局での日常の調剤業務に必要なものであれば，在宅訪問時に必要になると考えて，できるだけもっていくのが大切です。ただし，調剤の業務のうち，薬剤の計量，粉砕，混合等の調製行為については，薬局で行わなければなりません。
- 処方医に疑義照会をした上で，患者さんの居宅等で調剤量を減らすことできる場合は以下のとおりです（「薬剤師法施行規則の一部を改正する省令の施行について」平成26年3月31日 薬食発0331第3号）。
  - ・飲み残しがある場合等
  - ・患者が負傷等により寝たきりの状態，または歩行が困難である場合
  - ・患者または現にその看護にあたっている者が運搬することが困難な物が処方された場合
  - ・その他これらに準ずる場合

④屯服薬を飲まなかった

→屯服で処方された薬が残り，残薬となっていることがよくあります。患者さんに医薬品に使用期限があることなどを説明して，患者さんの理解を得て，残薬の回収を図ります。

⑤入退院などによる服用薬の変更

→入退院時に，それまでの処方薬が残ってしまい，残薬となっていることがよくあります。④と同じく，患者さんに医薬品に使用期限があることなどを説明して，患者さんの理解を得て，残薬の回収を図ります。

⑥震災以降ストックしておきたい

→患者さんの不安は決して可能性がないことではありませんので，震災等があった場合の対応を十分に説明して，④と同じく，患者さんに医薬品に使用期限があることなどを説明して，患者さんの理解を得て，残薬の回収を図ります。

⑦薬の副作用が怖いため，飲まない

→副作用について恐怖心をとりつつ，対応策を話し合い，納得して服薬できるようにします。

⑧とくに体調が悪くないため，飲まない（自己調整）

→基本的な病識や薬識を再度説明し，服用意義を理解してもらいます。

⑨錠剤，カプセル，または散剤が飲めない

→患者さんごとの適切な服用形態の選択と，医師への提案を行います。嚥下ゼリー，オブラート，簡易懸濁法などの導入も適宜，提案します。

MEMO

Q5 初回訪問後にすることはなんでしょうか。

A 初回訪問時に収集した情報にもとづいて，薬剤管理指導計画（訪問計画）を立てます。

2回目以降はこの薬剤管理指導計画にもとづいて，患者さんの服薬管理の改善を行っていきます（図1）。

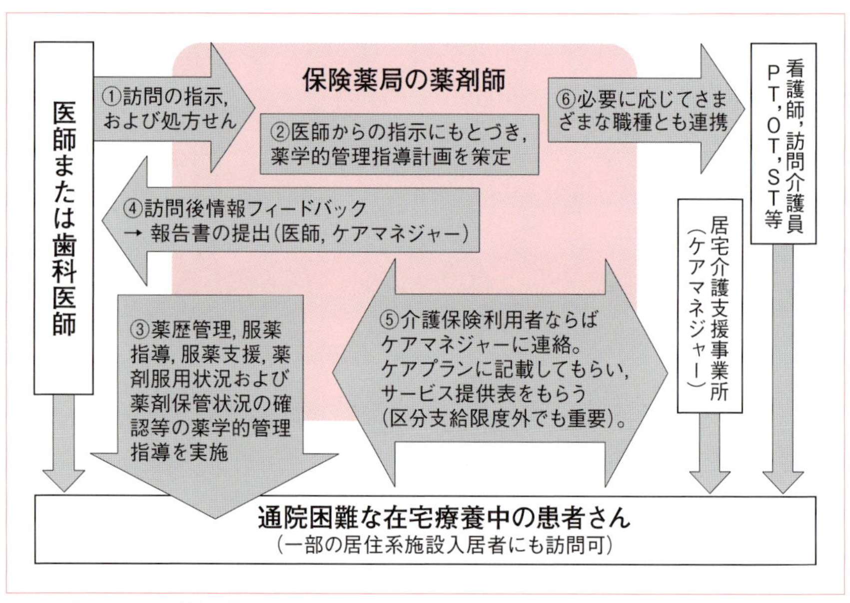

図1 在宅訪問服薬指導の全体の流れ

在宅患者訪問薬剤管理指導計画書

▲▲診療所　◇◇ ◇◇先生　　　　平成●●年 ●月 ●日
△△薬局

【患者さま情報】

氏名　◎◎ ◎◎ 様　　生年月日 昭和●●年 ●月 ●日 ●歳 性別 男性

住所 東京都■■区□□ ＊－＊－＊＊　電話番号 03-****-****

【訪問予定】

平成●●年 ●月 ●日	平成●●年 ●月 ●日	平成●●年 ●月 ●日
平成●●年 ●月 ●日	平成●●年 ●月 ●日	平成●●年 ●月 ●日

【症状・介護に関する情報】

外出が困難で、室内では車いすの生活をされている。
会話は正常にできている。

【訪問服薬管理長期目標】

２枚のカレンダーを使用して 14 日分のセットによる管理を計画している。

【訪問服薬管理短期目標】

呼吸管理に注意が必要であるため、こまめに訪問もあり得ると考える。

【実施すべき指導の要点】

３種類の吸入剤の管理に対して注意が必要と考える。

【問題点・経過観察事項・改善点等】

在宅酸素の管理を確認しながらの対応と考える。
在宅酸素の精製水の管理を怠ることなく対応する。
台風等の気圧変化が著しい状況での体調変化を見守ること。
気温の低下と、湿度の低下に注意をすること。

【その他】

従来通り7 間隔での訪問予定。
従来の訪問間隔で実施予定。
年末年始の管理確認。

△△薬局　　TEL 03-****-****
FAX 03-****-****
東京都■■区□□ ＊－＊＊－＊＊ △△ビル1F　薬剤師名 ◆◆ ◆◆　印

図2　薬剤管理指導計画書の例

薬剤管理指導計画を立てる際のポイント

在宅患者訪問薬剤管理指導計画（図2）を立てる際のポイントは以下のとおりです。

- 残薬状況，保管状況，併用薬の状態
- 服薬状況が悪い場合は改善策
- 調剤方法の確定
- 使用している薬への患者さんの理解度の向上
- 患者さんの薬効・副作用などの状態
- 患者さんの体調（食事，排せつ，睡眠，運動，認知など）と薬の影響

居宅療養管理報告書（患者情報提供書）の作成

要介護または要支援の介護認定を受けている患者さんであれば，ケアマネジャーに提供する居宅療養管理報告書（患者情報提供書）を作成します。

なお，ケアマネジャーからサービス担当者会議への出席依頼がありますので，できるだけ参加するようにしてください。

在宅患者訪問薬剤管理指導報告書の作成

介護認定を受けていない患者さんであれば，在宅患者訪問薬剤管理指導報告書（図3）を作成して，在宅訪問の指示（または同意）のあった医師または歯科医師に提出します。患者さんの居宅で行った薬学的管理指導の内容（薬歴管理，服薬指導）や服薬状況，保管状況，および，薬剤師としてのアセスメント事項などの要点を報告します。

さらに，できれば，次回の訪問計画についても報告します。

在宅患者訪問薬剤管理指導報告書

▲▲診療所　◇◇ ◇◇先生

平成●●年 ●月 ●日
△△薬局

【患者さま情報】

氏名　◎◎ ◎◎　様　　生年月日　昭和●●年　●月　●日　●歳　性別　男性

住所　東京都■■区□□　＊－＊－＊＊　　電話番号　03-****-****

【処方内容】

処方日：平成●●年●月●日　調剤日：平成●●年●月●日　訪問日：平成●●年●月●日
処方日：平成●●年●月●日　調剤日：平成●●年●月●日　訪問日：平成●●年●月●日
処方日：平成●●年●月●日　調剤日：平成●●年●月●日　訪問日：平成●●年●月●日

【訪問前指導プラン】

毎週水曜日お昼ごろに訪問予定。

【症状・介護に関する情報】

外出が困難で、室内では車いすの生活をされている。
就眠時に安心のため、リハビリパンツの使用希望があり、持参販売する。
在宅酸素用の精製水を販売。

【服薬状況に関する情報】

カレンダーに 7 日間隔でセットしているが、服薬は問題ない。
1 日の服薬量が非常に多いため、服薬状況を今後も把握し、嚥下関係の管理が必要。
残薬はなし。

【薬剤保管管理に関する情報】

管理面では内服においては問題ないが、外用吸入剤においては 3 種類の管理は問題あり。
各薬剤の吸入薬に関しては、薬袋に吸入方法・回数を記載しての投与。
薬剤は、朝食後 16 個・昼食後 3 個・夕食後 12 個と記載した上で分包・一包化している。
ビオフェルミン R 錠は、別に分包している。

【他科受診、併用薬（OTC に含む）に関する情報】

特になし。

【薬剤師による服薬指導内容】

在宅酸素の管理を確認しながらの対応と考える。
カレンダーを 2 セット用意しているため、7 日ごとに前後で入れ替えての投薬となっている。
ビオフェルミン R 錠の処方は、定時薬とは別に分包してカレンダーにセットしている。

【その他】

毎日、1 日 2 回、ピークフローメーターによって測定。

△△薬局
東京都■■区□□　＊－＊＊－＊＊　△△ビル1F

TEL　03-****-****
FAX　03-****-****
薬剤師名　◆◆ ◆◆　　印

図3　在宅患者訪問薬剤管理指導報告書の例

コツとわざ

- 初回訪問後には，訪問時に収集した情報を患者さんにかかわっている医療関係者（医師，看護師，歯科医師，PT等）と共有するようにして，情報交換をします。1回の訪問で得られる情報には限りがあり，また，多職種の視点からみると，同じ情報でも違う意味があることがあります。あわせて，多職種が薬剤師である自分に期待している役割を明らかにします。
- こうして集めた情報を分析して，どうやったら患者さんの服薬管理を改善できるか，薬剤管理指導計画を立てます。
- 入院先から退院後の居宅療養管理指導の場合，初回訪問後，ケアマネジャーからサービス担当者会議への出席依頼があります。サービス担当者会議は，患者さんの介護区分や治療方針が患者さんの状態と合っているかを確認し，必要に応じて見直すためのものです。居宅療養管理報告書（患者情報提供書）を作成してケアマネジャーに提出することでも問題はありませんが，情報共有，情報交換のためには，参加することがのぞましいでしょう。

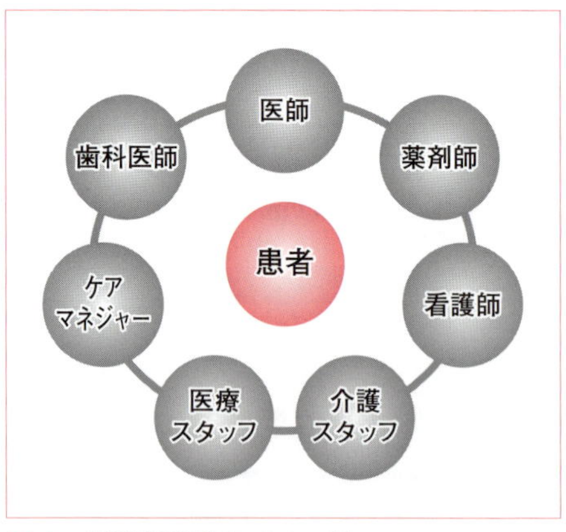

図4　多職種連携のイメージ

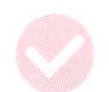 多職種との情報の共有

在宅訪問においては，患者さんの療養を支える医療・介護スタッフ，家族等と情報共有を行うことが非常に重要です。

かかりつけの医師に患者さんの服薬状況，薬の効果・副作用の発現の有無を伝えること，および，患者さんのケアプランを作成しているケアマネジャーに服薬指導の内容を伝えることはもちろんですが，その他の患者さんを支える訪問看護師やヘルパーなどの他の職種，家族等との情報共有も重要です。

情報を共有し合うことで，患者さんのサポートがよりよくなります。

訪問薬剤管理指導業務における薬局業務の流れと留意点

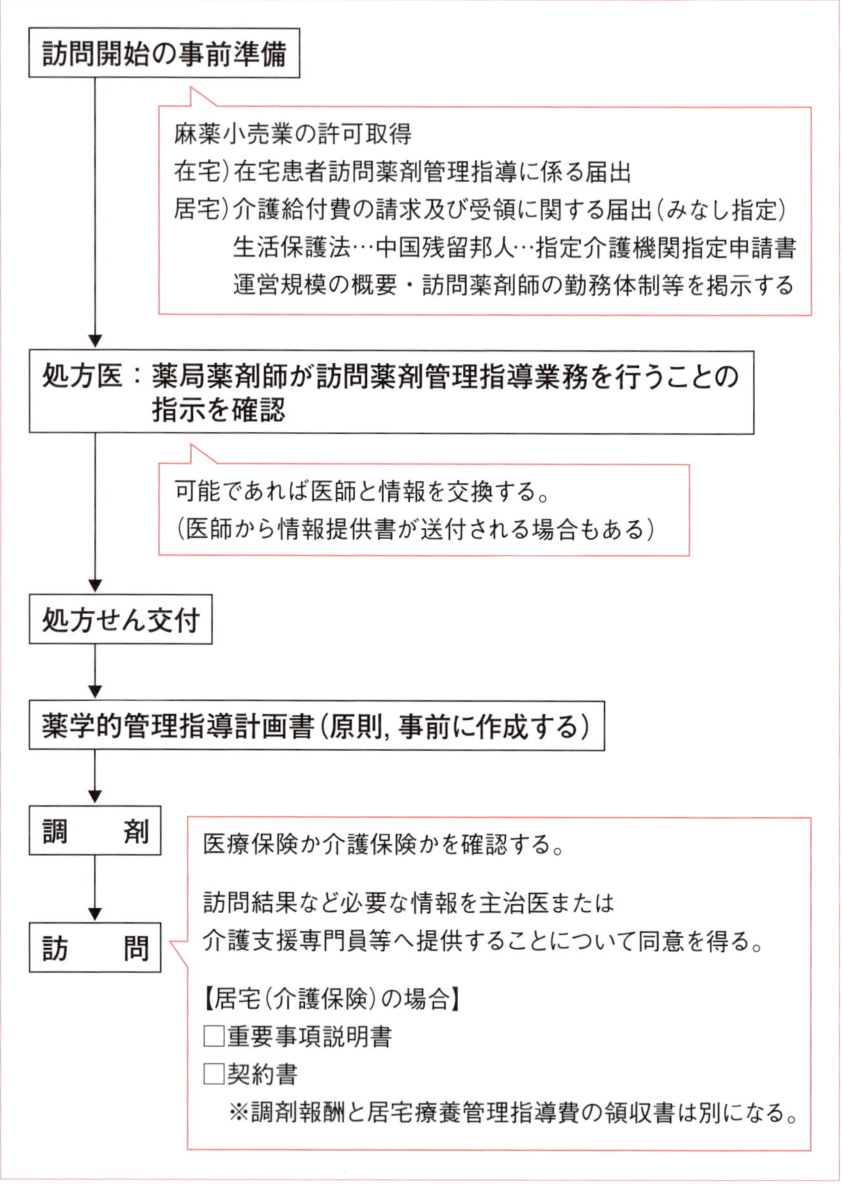

東京都薬剤師会：保険調剤のてびき 2014年改訂版より引用

Part 2

服薬アセスメントと処方薬整理の基本

Q6 「服薬アセスメント」とはなんですか。

A 服薬アセスメントとは「患者さんの服薬にかかわるすべての能力をアセスメント（評価）し，投薬された医薬品をきちんと服薬できるか，できているか」を医療従事者が確認することです。

薬剤師の場合，ただ単に調剤した薬が飲めているかだけではなく，薬学的管理を行う必要があります。もちろん主治医も，患者さんを診察・処方する際，当然ながら患者さんが服薬できるかどうかについても判断の上，処方を決定しています。

それぞれの立場で，その専門性の中で服薬アセスメントを行い，情報共有することが大切です。

服薬アセスメントで行うこと

服薬アセスメントでは，以下のことなどを行います。これらはすべて服薬管理の基礎となるものです。

①服薬動作上の問題がないか（被包から取り出す，口もとまで運ぶ，口の中に入れる，飲み込む）
②服薬アドヒアランスの問題がないか（目的の理解，必要性の理解，用法・用量の理解など）
③服薬の効果が出ているか
④副作用はみられないか
⑤残薬はないか（服薬を拒否していないか）

薬剤師だからこそできる服薬アセスメント

薬剤師はその専門性によって，起こった副作用が以下のいずれであるかを判断できる可能性があります。どんな薬にもリスクとベネフィットがあります。

①薬理作用の過剰反応：薬のもつベネフィットが強く表れた反応
②薬物毒性　　　　　：薬のもつリスクが現れた反応
③薬物過敏症　　　　：薬に対するアレルギーまたは賦形剤や添加剤に対するアレルギー

また，起こりうる副作用の初期に発現する身体所見の変化や諸症状を，①〜③の分類の中で判断することができます。

そしてその結果，減薬・経過観察・即時中止などの副作用に対する忍容性を含めてきちんと判断し，その後の対応・治療方針を主治医等に提案・患者指導を行うことができます。

このようなフィジカルアセスメントは薬の専門家である薬剤師以外はできません。積極的にフィジカルアセスメントを行い，薬の副次効果を早期に発見し，よりよい薬物治療に結びつけ，患者さんのQOLの向上に寄与しましょう。

「服薬アセスメント」で行うこと，その目的

服薬アセスメントは，患者さんの服薬管理能力，服薬に必要な身体機能の状態を分析して，服薬管理の計画を立てるために行います。

まずは，視力・聴力・認知機能・手指の動作障害，摂食嚥下機能などをはじめ，日常生活動作（ADL）や手段的日常生活動作（IADL）を評価します。

とくに初回訪問時には，患者さんに服薬動作を一度実施してもらい，指

示にしたがえるか，服薬できるかを実際に観察するのがよいでしょう。

毎回行う服薬アセスメント

一般の薬学的管理は調剤時に行うとされていますが，服薬アセスメントは訪問した際，毎回行います。薬剤師が実施する服薬アセスメントでは，薬学的管理について重点的に行います。日本薬剤師会 編集『体調チェック・フローチャート 解説と活用』（じほう）などを参考に，現状に即した確認用ツールをつくるのがよいと思います。

訪問のたび，以下について毎回行ってください。

①服薬するための行動（動作・操作）で，障害がないか（ADLおよびIADL）
②きちんと服薬できているか（残薬はないか）
③服薬アドヒアランスの障害となる事項はないか（病識の欠如または誤解，薬識の欠如または誤解，飲みたくない／飲まない理由）
④副作用の前駆症状・発現状況はないか
⑤薬に期待された効果は出ているか
⑥患者さんは薬の効果に満足しているか

服薬アセスメントは医療連携・多職種連携の基本

医療連携・多職種連携では，医師以外の医療従事者も，共通したADL・IADLの評価が必要になってきます。

なぜなら，患者さんのADL・IADLは常に変化をしていくからです。また，患者さんの病識に対する考え方や治療へのアドヒアランスも常に変化しています。とくに薬剤師としては，服薬に対するアセスメントが重要になります。

コツとわざ

- 1回の観察だけで，患者さんの服薬アセスメントが完成するものではありません。高齢者のほか，どんな人でも継時的に機能の変動があることを踏まえ，定期的に継続的な服薬アセスメントを行うことで，状況変化をつかむことができます。
- 服薬アセスメントを行ったら，それをもとに，どのように患者さんの服薬管理をしていくかを決めなくてはいけません。
- 初回訪問の際に訪問前までの状況を確認することができれば，今後の対策が早くとれます。
- ハイリスク薬の薬学的管理指導に共通する5項目として，以下が求められています。

  ①患者に対する処方内容（薬剤名，用法・用量等）の確認
  ②服用患者のアドヒアランスの確認（飲み忘れ時の対応を含む）
  ③副作用モニタリングおよび重篤な副作用発生時の対処方法の教育
  ④効果の確認（適正な用量，可能な場合の検査値のモニター）
  ⑤一般用医薬品やサプリメント等を含め，併用薬および食事との相互作用の確認
- また，薬局に求められる機能とあるべき姿として，以下があげられています。
  - 副作用の発現状況や期待される効能の発現状況の確認を行う。薬学的見地から処方せんを確認し，医師に対し疑義照会を行うとともに，薬剤の変更や減量等の提案を行っていること。
  - 飲み忘れ，飲み残し等による残薬を確認していること。
  - 飲み残し等が生じていることが確認された場合には，当該残薬の使用期限等を確認した上で，新たに調剤する該当医薬品の量を減量する等，残薬を解消するよう取り組んでいること。なお，その際には，残薬が生じる原因を考察し，患者への服薬指導や疑義照会の上，薬剤の変更を行う等の対処を併せて行い，その過程の記録を残していること。

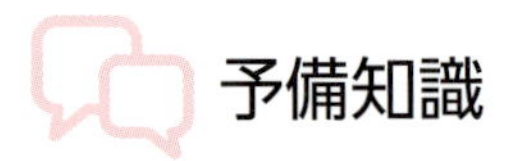

予備知識

アドヒアランスとコンプライアンス：

日本薬剤師会の『在宅服薬支援マニュアル（平成26年6月版）』には，服薬のアドヒアランスとコンプライアンスについて，以下のような説明があります。

アドヒアランス：患者が積極的に治療方針の決定に参加し，その決定に従って治療を受けること。

従来からあるコンプライアンスの概念は，「医療関係者の指示に患者がどの程度従うか」というものである。そのためノンコンプライアンスは「患者が指示に従わない」という問題であるとされていた。

しかし医療現場では，医療関係者と患者の主従関係ではなく，患者自身の治療への積極的な参加（執着心：adherence）が治療成功の鍵であるというアドヒアランスの概念が生まれた。

良好なアドヒアランスの形成には，治療内容，患者側因子，医療者側因子，患者・医療者の相互関係等が影響する点で，コンプライアンスと大きく異なる。例えば服薬のアドヒアランスを良好に維持するためには，その治療法は患者にとって実行可能か，服薬を妨げる因子があるとすればそれは何か，それを解決するためには何が必要かなどを医療者が患者とともに考え，相談の上決定していく必要がある。

また，関連する内容についてQ18（p.120）に解説がありますので参考にしてください。

ADLとIADL：

ADL（Activities of Daily Living）は，一般的には「日常生活動作」と訳されます。

簡単にいえば，「日常生活を営む上で，普通に行っている行為，行動」のことで，食事や排せつ，整容（着替え），移動，入浴などの基本的な行動をどの程度行えるかによって評価します。ADLは，リハビリテーションや医療・介護・福祉等，さまざまな分野で一般的に使われている用語の1つで，要介護高齢者や障害者らが，どの程度自立的な生活が可能かを判断する指標としても使われています。

対して，IADLは「手段的日常生活動作」と訳され，簡単にいえば日常生活を送る上で必要な動作のうち，ADLより複雑で高次な動作を評価するものです。

IADLによって，買い物や洗濯，掃除などの家事全般や，金銭管理や服薬管理，1人で外出して乗り物に乗ることができるかなどを判断します。最近では，趣味のための活動もIADLに含まれると考えられるようになってきました。

参考資料

社団法人 日本薬剤師会「薬局におけるハイリスク薬の薬学的管理指導に関する業務ガイドライン（第2版）」（平成23年4月15日）

Q7 服薬アセスメントを上達させるコツはありますか。

A 自身で行った服薬アセスメント結果と，熟練者が行った服薬アセスメント結果を比べてみて，自身の足りない観察項目を見つけることが有用な方法です。

さらに，可能であれば常に介護者がいるときに訪問するようにして，自身で患者さんを観察しつつ，介護者からも情報入手を行い，自身の観察結果と介護者からの情報の差異を明確にし，観察力を上げていく方法もよいでしょう。

アセスメント結果の原因・理由を明確にしていくのも，アセスメントをより正確にしていくよい方法です

服薬管理計画を評価しよう

服薬アセスメントを上達させるには，服薬アセスメントにもとづいて立てた服薬管理計画が実際にうまくいっているかどうかを評価していくことが重要です。ここでは計画（Plan），実行（Do），評価（Check），改善（Action）という4つの段階をくり返して業務を改善していくPDCAサイクルを回していきます。

服薬アセスメントが的確で，それにもとづいて適切な服薬管理計画が立てられていれば，患者さんの服薬管理の結果となって現れてくるはずです。もちろん計画が適切でも，さまざまな理由でよい結果に結びつかないことはありますが，少なくとも原因と結果の関係はつかめるはずで，計画の見直しの要点も明確になります。

経験豊富な先輩または同僚の薬剤師に協力してもらい，PDCAサイクル

コツとわざ

- 患者さん本人から情報を収集するときは，患者さんの話す内容も大事ですが，患者さんの性格の確認や体の動き 1 つひとつの観察が大切な情報源です。
- 実施したアセスメント結果は時系列で整理します。それによって，患者さんの病態変化と，病態変化にともなう服薬行動における障害の変化を時系列に把握することができ，今後の重点観察項目や服薬行動上の課題も明確になり，より早く変化に気づくことができます。

で振り返ると，自分のできたこと，できていないことが見えてきます。

他の職種のアセスメント結果を参考にしよう

他の医療関係者やケアマネジャー，ヘルパーらのアセスメント結果を入手するのも上達のコツです。もちろん，他の職種とはアセスメント項目が異なっていますし，判断基準もすべて同じではないので，すり合わせが必要になります。

また，他の職種のアセスメント結果を入手したり，確認したりすることは，関係者との顔の見える関係づくりや情報共有化にも大いに役立ちます。

さらには，自分で観察できなかった状況を新たに発見することも少なくありません。

Q8 薬剤師がフィジカルアセスメントを実施する目的はなんですか。

A 薬剤師がフィジカルアセスメントを実施する目的は，以下を薬剤師の視点からチェックすることです。

①副作用が出ていないかどうか
②薬剤の作用が発現しているかどうか

まずは，その範囲とその手技をきちんと習得することが重要です。

薬剤師に求められている役割とフィジカルアセスメントの関係に着目しよう

薬剤師に求められている役割（薬剤師のミッション）として「医療安全の確保」と「医薬品の適正使用」があげられており，以下は薬剤師が担うべき範囲です。

・用法用量の適正化
・服薬コンプライアンスの向上
・副作用対策

これらを達成するためには，副作用チェックと効果の発現の確認を，薬剤師自身で行う必要があります。必要なフィジカルアセスメントは積極的に実施しましょう。

そして，実施した結果は必ず主治医・訪問看護師などの医療関係者と共有しましょう。

フィジカルアセスメントで発見できる副作用

患者さんの身体所見をアセスメントすることでわかる副作用（循環器関連，呼吸関連）も数多くあります。

さらには，近年いわれている共同薬物治療管理（Collaborative Drug Therapy Management）の概念にも，薬剤師がその薬物動態や製剤技術の知識・経験を駆使し，主治医と共同して治療にあたるとされており，患者さん自身にとって「個別最適化」された医療を提供するためにも，薬剤師が行う薬学的管理の中で積極的にフィジカルアセスメントを実施すべきです。

医療の担い手としての役割

医療法でも薬局は「医療提供施設」，薬剤師は「医療の担い手」として位置づけられています。現在，病院の薬剤師は，外来患者さんへの調剤業務が減ったかわりに病棟での業務を拡大しています。また，感染対策チーム（Infection Control Team），栄養サポートチーム（Nutrition Support Team），緩和ケアチームなどに加わり，活動範囲を広げています。さらに，「個別最適化」された治療計画に対する処方提案や，患者さんに対して治療の意義や副作用について説明を行うなど，適切な医療の担い手として活躍することを期待されています。

在宅療養では，限られた医療資源の中で，最適な選択を提供しなくてはなりません。患者さんの在宅療養を支える薬剤師は，医療安全の担い手・医薬品適正使用の担い手として，常に以下をチェックし，再考し，必要な場合は主治医に対して処方提案をする必要があります。

①処方されている用法・用量が正しいか？
②患者さんの服薬アドヒアランスに問題がないか？
③副作用が発現していないか？

コツとわざ

- フィジカルアセスメントにおいては，1回1回の身体所見の変化に一喜一憂せず，継続して観察し，その方向性を見つめる姿勢が大切です。
- フィジカルアセスメントに不慣れであるうちは，自ら測定した数値の信憑性を自ら疑ってかかる気持ちも大切でしょう。
- 医師は患者さんに問診を行うときに常に「OPQRST」という以下の項目に注意をして行っています。

  O：Onset（発症様式）

  P：Palliative / Provocative factor（増悪・寛解因子）

  Q：Quality / Quantity（症状の性質）

  R：Region / Radiation / Related symptom（場所・放散の有無・関連症状）

  S：Severity（強さ）

  T：Temporal characteristics（時間経過，日内変動）
- すなわち，患者さんを観察するときは，その瞬間の様子ではなく，時間経過をきちんと追い，その変化の方向性を見つめ，増悪する因子の有無などからその後の予測を行うという作業が大切です。

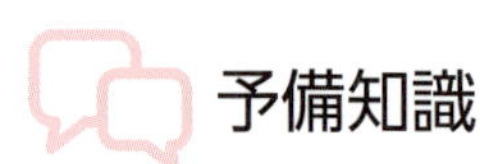

予備知識

個別の事例については，「医療スタッフの協働・連携によるチーム医療の推進について」(平成22年4月30日 医政発0430第1号)に具体的な事例が示されています。

これは病院薬剤師に対する通知ですが，今後は在宅療養においても同様な状況に移行することが考えられます。関連の研修会情報はインターネットでも数多く見つけることができます。

MEMO

Q9 患者さんの服薬能力から，負担が大きすぎると判断する服薬量，および一度に服薬できる薬剤の種類数の基準を教えてください。

A 適切な服薬量に絶対的な基準はありません。患者さん本人が多くないと感じる錠数まで減らすことが必要です。一般的にいえば，すべて錠剤の場合，一度に 7 錠以上服薬しなければならないとき，患者さんにかなりの負担感が生じるようです。

検討の結果，服薬量が多い場合は医師に相談し，また処方薬の照会（複数の処方医がいる場合，お互いの処方内容を知らないこともある）を行い，処方した医師に，本当に必要な薬にしぼることができないか，服薬方法をよりシンプルに変更できないかなどを確認します。

それぞれの患者さんごとに，適切な服薬量を吟味する

それぞれの患者さんの服薬能力から，負担が大きすぎると判断する服薬量，および一度に服薬できる薬剤の種類数はそれぞれ異なります。したがって，個々の患者さんにとって適切な服薬量とすることがとても重要です。

食の細くなった高齢者の場合は，服薬するために飲む水だけでもおなかいっぱいになってしまうこともしばしばあります。次の問題などを，患者さん本人や周囲が感じた時点で，一度調整や見直しを検討することが必要です。

・飲み残しが出てしまう
・飲む量や方法が患者さん本人にとって負担になっている
・患者さんや家族，介護者が服薬に追われるような気分になっている
・服薬に時間がかかる
・患者さんから「何かつっかかっている」というような訴えがある

服薬しやすいゼリーに包みこめるもの，剤形を変更できるものは変更の提案をしましょう。薬学的に同等な効果を期待できるもので，配合錠や徐放錠，服薬回数が少ない薬剤，患者さん本人にとって服薬ストレスの少ない剤形などがあれば，薬剤師から主治医にそれらへの剤形変更を提案しましょう。

患者さんが飲めないほどの多剤投与の解決方法

多剤投与（ポリファーマシー）は患者さん本人だけでなく，介護する家族や介護従事者にとってもとても大きな問題です。

患者さんの水分嚥下の様子を観察して，コップからの連続嚥下が困難，嚥下性無呼吸時間の延長（1回の嚥下に時間を要するため，水分嚥下後に息が上がる）がある場合は，処方の再設計（処方数の減量，もしくは飲みやすい剤形や貼付薬への変更等）が必要です。

ほかにも，口腔内残薬の確認方法として，歯科医師や歯科衛生士による口腔ケアの際の情報を収集できれば，同様に対応します。たとえば在宅ケアノートなどの「口腔ケアの際にガーゼに薬剤の色がついた」などの記載を見逃さないようにします。

一般的に，1疾患あたり1.3薬の内服があるといわれています。さらに，複数の処方医から処方されることで内服薬の量が増えることが知られており，多くなるほどポリファーマシーによる副作用が問題になります。

服薬数を減らす試みとしては，同種同効薬の整理，漢方と西洋薬の併用

コツとわざ

- 個々の患者さんにとって適切な服薬量とすることがとても重要です。そのために服薬アセスメントを十分に行い，患者さんの服薬能力をよく把握してください。
- 患者さん本人の様子・愁訴（デマンド）・疾患をきちんと理解した上で，剤形変更や服薬補助剤の使用，および環境整備や生活習慣の改善で対応可能なことは，できる限り実施してください。
- 患者さんの服薬能力から処方薬を正しく服薬することが困難であり，剤形変更や環境整備，生活習慣等の改善を行っても対応できない場合，主治医に相談して，治療の優先順位を確認すると，服薬種類を削減することが容易になります。
- 自己判断が困難な場合やご家族等の介入があった場合，治療方針の選択は家族等の介護者に行ってもらう必要があります。薬学的治療を通して，薬剤師が患者さんの人生のノートを患者さん本人・家族等の介護者を中心に，主治医・歯科医師・看護師と一緒につくり上げていく気持ちが重要です。

などが知られていますが，その患者さんの状態や薬への理解度，介護への依存度などをよく考慮することが大切です。さらに，かかわる介護者が可能な服薬支援のあり方についても，十分に考慮して，適切な減薬を行う必要があります。

処方の再設計にあたっては，まずは主治医に服薬能力を超えて服薬している状態にある可能性が高いことを相談し，服薬行為の容易化を図るようにしてください。

服用困難の状態がひどく，錠数が薬学的・調剤学的に減らせない場合，治療の優先順位について主治医と相談することになります。

嚥下機能検査を提案する

嚥下機能検査をVF（嚥下造影検査）により行う際は，複数回の嚥下でも咽頭に残留がある所見，さらにその残留を吸気時に吸い込んでしまう所見などで「内服困難」や「肺炎リスク」と判断します。また，ST（言語聴覚士）の提案から嚥下機能検査を行って減薬に結び付くケースもあります。

多職種協働による服薬支援が求められている現在，薬剤師が確認した所見から，嚥下機能検査を医師・歯科医師に依頼して減薬につながる，というケースがあってもよいと思われます。

Q10 服薬アセスメントの方針としては，服薬量を減らしていくことが重要でしょうか。患者さんや家族の薬への依存性が高い場合，どのように対応したらよいでしょうか。

A 服薬アセスメントは，服薬量を減らすことが目的ではありません。患者さん本人が薬や服薬に対する依存心が強い場合，患者さん本人の依存心を否定しない範囲で，服薬行動の困難性を取りのぞくことが目的です。

薬をもっているだけで安心する患者さんも多く存在します。このような患者さんには，効果や副作用の弱い屯服薬が処方されているだけでも，主治医や薬剤師に対する信頼感が高まり，結果，不必要な医薬品を減らせることが少なくありません。

服薬アセスメントの方針は服薬の最適化

服薬アセスメントの方針は服薬の最適化です。したがって，処方薬どうしの薬効が重複していないか，そのために副作用がないか，逆に何かの副作用を軽減するために処方薬が増えていないかをよくアセスメントして，処方薬を減らすことが最適であれば，減らしていくことになります。

患者さんや家族の納得の上で服薬量を減らすことが必要

患者さんや家族の薬に対する認識が高い場合は，懇切ていねいに説明し，患者さん本人が納得した上で，服薬量を減らすようにしましょう。

患者さんや家族の薬への依存性が高い場合，患者さんの「薬への依存」と思われる言動は抑うつ症状ではないか，社会性の維持のために複数の診療所を受診していないかなど，生活の多彩な点の聞き取りが必要です。

また，多剤投与の患者さんの中には「薬を服用する」および「薬をもっている」ことで得られる安心感，依存心が強い人もいます。このような患者さんは医師の診察時に不定愁訴や細かい愁訴を訴えがちです。また，患者さんや家族が病状を医師に上手に伝えられていない場合も，同様の結果となります。しかし，これらの愁訴の原因が副作用（過剰反応・薬物毒性・薬物過敏症），さらには相互作用によることも少なくありません。

このような場合，新たな医薬品の追加で対応するのではなく，減薬や適切な薬理作用・ADME（吸収・分布・代謝・排せつ）をもつ医薬品への変更等で対応することが望ましいと考えられます。薬剤師は患者さんの愁訴をよく聞き取り，薬物・薬物治療の専門家として，減薬さらには適切な薬理作用・ADMEを有する医薬品への変更等を医師に提案し，調剤を行い，医薬品の減薬や適正使用を常に検討することが重要です。

BPSDを抑制するために使用していた向精神薬の処方がなくなった際の注意点

認知症のBPSD（周辺症状）を抑制するために使用していた向精神薬を，患者さんの社会性の回復（デイサービスに行くようになった等），介護状況の改善（在宅独居からグループホームに移った等）がみられたときなどに，処方をやめるケースがあります。

このときには，主治医が把握しやすいように生活変化などの情報提供を行い，主治医とよく相談することが必要です。

気をつけていただきたいことの1つですが，認知機能が低下している患者さんには，その方の理解力に合わせて薬剤の難しい説明をすべて話すよりは，わかりやすく焦点を絞って説明することが必要です。難しい説明をしたことで，かえって不安をあおることがあります。薬剤師の説明が気になっ

コツとわざ

- 服薬アセスメントの方針は服薬の最適化です。処方薬を減らすことが最適であれば，減らしていくことになります。
- 患者さんや家族が薬に対する認識が高い場合は，懇切ていねいに説明し，患者さん本人が納得した上で，服薬量を減らすようにしましょう。
- 薬の依存度が高い患者さんで処方薬を減らす際には，主治医や周囲の医療関係者全員で統一した説明や対応をとることが必要です。常日ごろから，多職種連携で顔の見える関係だけでなく，何でも相談できる関係になっておきましょう。
- また，ビスフォスフォネート製剤に関する剤形や投与期間（長期投与薬剤）に関して，留意してください。そのほか点滴や注射剤はお薬手帳に書かれないので，よく聞き取りをし，医療機関との情報のやりとりを行う必要があります。

てしまったことで結果的に適切な治療が困難になるケースも少なくありません。説明する相手に合わせた上手な説明が大事です。

かかりつけ医との医療連携をしっかりと

服薬管理に関しても，かかりつけ医との医療連携が重要です。連携することによって処方内容に重複があることがわかれば，薬剤師から指摘することができます。

すなわち，かかりつけ医との連携で，患者さんの症状と服薬アドヒアランスに合わせた処方薬の最適化を図る必要があります。服薬状況が悪い場合は貼付薬などへの切り替えも必要となります。

患者さんや家族の薬への依存度が高い場合は，根気強く説明をするか（主治医から説明してもらう必要は当然あります），説明しても患者さんがその内容を忘れてしまう場合は，大きい文字でよく見えるところに説明を貼るなどの工夫も必要です。

また，薬への依存が精神的な依存のように思える場面では，医師と相談の上，様子をみることも必要です。とくに高齢者では薬の代謝が低下しているので，減薬によってすぐに元気になったりすることよりも，逆に具合が悪くなった（認知症であればBPSDがひどくなった）ようにみえることもしばしばです。

減薬は注意深く行う必要があります。一般論をあてはめても，減らすことで患者さんや家族が精神的に不安定になったり心配になってしまっては元も子もありません。「内服しなかったから，こんなことになった」とクレームが出る場合もあります。

Part 3

身体的服薬能力と服薬管理能力の把握方法と改善方法

Q11 患者さんがきちんと薬を飲めているかをどのように把握すればよいでしょうか。現場でのアセスメント方法を教えてください。

A 患者さんが，服薬管理や嚥下機能に問題なくきちんと薬を飲み込めているかを以下によって把握します。

①聞き取りによる注意深い聴取
②他の職種との情報共有
③観察評価
④摂食嚥下機能の評価

「飲めていない」という自訴の背景にある要因を探り，現状の的確な把握を行うことが支援の近道です。高齢者ではさまざまな要因から，薬の内服に困難を抱える人が少なくありません。

患者さんの生活機能や食事摂取の様子を聞き取り，他の職種と情報を共有し，実際の内服の様子を観察することが必要です。

また，摂食嚥下機能の評価は，医師・歯科医師に診察を依頼します。

「飲めていない」に隠された多彩な背景を知る

患者さんやご家族が「飲めていない」と表現するとき，その言葉には多彩な背景が隠れています。「飲めていない」要因を検討する際，薬の剤形や大きさ，一度に内服する薬の数，服用回数など薬の要因のほかに，患者さん側の要因を同時に考える必要があります。

患者さん側の要因は疾患の後遺症や加齢現象などの身体機能によるものと習慣や環境要因によるものがあります。

多彩な要因を整理してアセスメントすることで，対応策が具体的になりますから，「内服薬を飲み込む」というプロセスを注意深く分解して検討していきましょう。

また，「飲めている」ことの確認としては，①聞き取りによる注意深い聴取，②他の職種との情報共有，③観察評価，④摂食嚥下機能の評価を行います。

内服薬を飲み込むプロセス

内服薬を飲み込むプロセスをレオポルドの摂食嚥下の5期モデル（p.62）にあてはめて考えると，先行期（薬を飲もうとする意図から口に入れるまで）と準備期～食道期（口に薬を入れてから嚥下し，食道に入るまで）に大きく分けられます。

（1）先行期

薬を内服する過程における先行期の問題は，以下のように分けられます。

①認知機能（管理，薬の内服の意図・意欲・病識）
②視覚的な識別能力
③手指の巧緻性・取り扱い

管理や取り扱いが困難になっている原因が認知機能障害なのか，視覚障害なのか，手指の運動障害なのかによって対応策はそれぞれ異なります。したがって内服困難な原因を推察するための情報を集め，アセスメントすることが必要です。

認知機能

認知症の患者さんでは，健忘症状や失認等の認知症の症状の程度が識別能力として重要になります。中長期的なかかわりの中から観察して推察し，また家族や他の職種からの情報も重要な情報源です。

高齢者の認知機能は時間経過とともに変化していくことを理解した上で，常日ごろからアセスメントする必要があります。

視覚障害

まず薬剤師の目線から，処方されている薬の包装が他と判別しにくいものかどうか，判断しましょう。

同じような袋，同じフォントの黒い文字（または太いマジックで手書きしたつぶれた文字），小さな文字，光の加減で反射して読みづらい，似たような名前の薬の混在など，健常成人から見ても識別しにくいようなら，高齢の患者さん，高齢の家族には識別困難です（調剤の工夫はQ12を参照）。

患者さんの薬の視覚的な識別能力を評価する方法として，以下のような方法などがあります。

①既往歴や聴取から眼科疾患の確認
②日常的に使う機械や器具類を使う動作を観察
③実際に薬を見せて一緒に確認
④管理方法の工夫など薬の管理場所について周囲の確認
⑤処方されている薬の用法や薬効の理解についての確認

手指の巧緻性

薬のPTP包装や薬袋は，手指の巧緻性が低下すると取り扱いが難しくなります。とくに高齢者や神経筋疾患，関節リウマチなどの手指の巧緻性が低下する疾患を有する患者さんは，手指の繊細な力加減がコントロールできないことからPTP包装のカプセル，とくに小さい薬は取り扱いが困難です。また，大きさが6 mmの錠剤は，飲みやすいが小さすぎて落としてしまうなど取り扱いがしにくいといわれており，一方，10 mm以上の錠剤は取り扱いやすい反面，飲み込みにくいといわれています（図1）[1)]。

メーカーや薬の種類，錠剤の形状・大きさなどによってPTPの材質や取

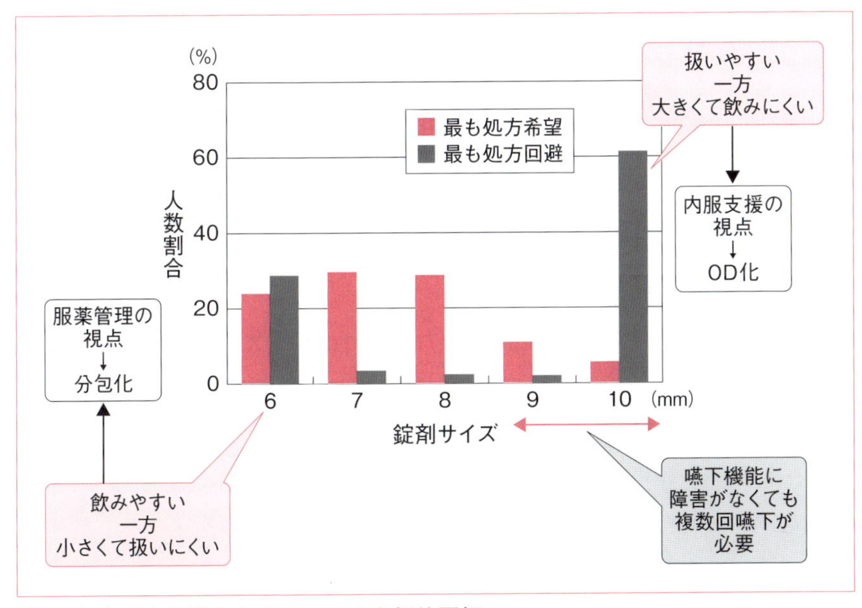

図1　**処方至適錠剤サイズについての主観的評価**
（N=73，χ^2値＝68.27，p＜0.01）
（三浦宏子，刈安 誠，錠剤の大きさが虚弱高齢者の服薬に与える影響－服薬模擬調査による検討－ 日老医誌，vol.44：627-633（2007）より引用改変）

り出しやすさが異なります。実際に処方された薬の包装を患者さんが取り扱う様子を確認するとよいでしょう。

（2）準備期～食道期

薬を口腔に入れてから飲み込むまでの過程においても，薬の要因と患者さん本人の身体機能の，両方の服薬困難の要因が考えられます。

これらの要因を把握するには，①聞き取りによる注意深い聴取，②他の職種との情報共有，③観察評価，④摂食嚥下機能の評価を行います。

注意深い聴取：薬の内服ができているか聞き取りを行う

服薬アセスメントでは，注意深い聴取から情報を読み取る力が大変重要です。患者さんやご家族，介護者から以下についての情報を入手してください。

(1) 生活情報の聴取

日常生活の中で，視覚障害や手指の巧緻性に関連する作業についての様子を聞きます。たとえば，「食品の袋を開ける」，「惣菜のラップを外す」，「はさみを使う」などの動作を行っているかの聞き取りによってPTP包装からの取り出し能力を類推することができます。こうした聞き取りの中から「よく見えない」，「細かい操作が難しい」，もしくは「こういった工夫をして生活している」などの情報を読み取ることができます。

(2) 内服・食事に関する情報の聴取

患者さん本人や家族，介護者が感じている最近の様子から，たとえば「飲み残しが出てしまう／飲めない薬は飲まない」，「飲む量や方法が負担になっている」，「服薬に追われるような気分になってしまう」，「服薬に時間がかかる」，「喉につかえているなどの訴えがある」，「よく水や味噌汁でむせる」などの問題を聴取します。

また，経口摂取している食品の情報や「粉吹き芋が食べにくい」，「パンは食べにくい」などの食べ物の飲みこみに関する情報は重要です。

食べにくい，飲みにくい食べ物から薬の嚥下しにくさを類推することができます。

(3) 薬効に関する聴取

内服していないことが疑われる場合には「期待される薬の効果が現れているか／薬効が途切れていないか（症状の評価がわかるものについては経過を追う）」，また，内服していても効果が現れていないようであれば「便秘や下痢がないか」など消化器症状の有無などを確認します。副作用の確認にもなる情報です。

(4) 嚥下機能にかかわる口腔の問題を聴取

「入れ歯に不具合はないか」,「かみにくいなど口腔内に問題はないか」など,口腔に関する自訴,家族や介護者からの情報を聞き取ります。

口腔機能の低下によって散剤が口腔内に残留し,入れ歯と歯肉の間に入ると痛みや薬の苦味が生じ,拒薬につながります。

そういった場合は歯科受診の有無を確認し,歯科医との連携のチャンスをうかがいます。

情報共有:他の職種から情報を聞き取る

今後ますます薬剤師が,多職種連携の場に参加することが期待されています。たとえば,病院では栄養サポートチーム(NST)などに薬剤師が参加しています。また,多職種で集まる地域ケア会議においても,薬剤師は医療職としての役割を期待されています。地域ケア会議などに参加する中で他の職種の意見も参考にした上で,個別のケースで患者さんの療養等について薬剤師としての提案をすることが重要です。

退院時であれば,入院していた病院,在宅主治医や訪問看護師,ケアマネジャーより情報収集を行います。

- 退院時カンファレンスの記録,退院看護サマリーを入手する
- 退院時処方内容や副作用の説明状況など(入院中に使用した医薬品リストや服薬状況,副作用の有無など)の情報提供を当該病院薬剤師に対して申し込む

在宅高齢者の生活情報を把握しているのは,患者さんの家族以外には主にケアマネジャーや訪問看護師です。連携の中から生活情報を把握し,患

者さんと家族の服薬管理能力をアセスメントします。独居高齢者や日中独居状態になる患者さんなどのケースでは，十分な服薬管理・薬の管理が期待できない場合，患者さん自ら服薬する危険性が有用性を上回っている場合も考えられます。その際には，安全な服薬のためにケアマネジャーと連携をとり介護計画を確認の上，ヘルパー等の協力を仰ぐことが大切です。

ほかにも，歯科受診（歯科訪問診療）をしている患者さんであれば，診療や口腔衛生指導・口腔ケアの際に，口腔内に残薬を認める（ガーゼに薬の色がつくなど）ことがないか等の情報共有を歯科医師と行うことが有効です。

聞き取り，情報共有を行った上で，薬の管理に特化した身体機能の評価を行うには，実際に立ち会うことも有効です。内服を行う時間帯に訪問できない場合でも，実際に製剤見本などを利用し，PTP包装からの取り出しの様子を観察することもできるでしょう。可能であれば，製剤見本を各メーカーから入手しましょう。

（1）先行期の様子

認知機能・視覚障害・手指の巧緻性について事前情報を得た上で，以下を行います。

- 家の中での患者さんの動作の様子や，日常的に用いる家電や器具類を使う様子，管理方法に工夫をしていないかを観察します（文字の大きさ，色使い，目印をつけているか，壁の張り紙などに留意）。視覚障害がある場合も，特定の色合いのコントラストが識別しやすいケースもあります。
- その上で，患者さん本人に薬をみせて一緒に確認します（本人から説明してもらうと病識や治療についての把握の程度の情報も，より引き出せます）。
- 実際に薬を管理している場所や，普段服用している場所（食卓の定位置）の周囲に，薬が落ちていたりしないかを確認します。内服の際に取り落としているようなら，薬の取り扱いが困難であることが示唆されます。
・認知機能低下が疑われる場合や，プライドの高い患者さんでは，自尊心に配慮して質問します。「いま何色のお薬を飲んでましたっけ」，「○○はどんなタイミングで飲んでいるのですか」と，質問してみます。「教えてくれてありがとう，助かります」などと返事をして，あえて試したことをわからせないように配慮すると，円滑なコミュニケーションが図れます。

(2) 準備期～食道期の様子

患者さんが実際に内服する様子を，定期的に観察し続けることが重要です。とくに高齢者の機能は徐々に変化しますので，定期的な観察によってそのつど状態に応じた服薬支援が必要になります。

また，摂食嚥下機能以外にも「飲み方」で飲みやすさに違いが出ることに留意が必要です。たとえば「5錠以上同時に飲もうとしている」など，患者さんが若いころの習慣のまま服薬を行っているケースでは，服薬指導で問題が解決するケースも多くあります。飲み方については以下の点を確認します。

・手にもった薬を口に放り込んでから水をすすっているのか，それとも，水を含んでから薬を口に入れているのか
・錠剤やカプセルを何個ずつ口に入れているのか
・内服後，口腔内に残っていないか（内服後の口腔内，とくに舌の下を観察する）
・口腔の清掃状態はどうなっているのか（清掃状態が不良であることは口腔機能の低下を示唆する所見）
・口腔内が渇いた状態で飲もうとしていないか
・OD錠（口腔内崩壊錠）を無理に水なしで飲もうとしていないか

①基礎疾患の把握が大事！

摂食嚥下機能の評価には，基礎疾患の病態を把握することが重要です。たとえば，パーキンソン病のさざなみ（様）舌では，自分で舌をもち上げ，口腔内の残渣を取り除くことが困難になります。

全身的な影響のある神経変性疾患や代謝性疾患など，機能障害の背景にある病態と口腔機能の理解をすることが大切です。

②患者さん・介護者のひと言を逃さない！

「口をすぼめて梅干しのようにして，目を閉じて薬を飲むんですけど，長いんですよね…」という介助者のこのひと言から，嚥下障害が発覚した患者さんもいます。

口腔期障害により口腔内に薬が残っていたため，内服薬は散剤に変更し服薬補助ゼリーを導入することで，服薬が可能になった例もあります。

③連携のよいチャンス！

内服困難症例は多彩な要因があるだけに，多職種連携のよいチャンスです。摂食嚥下機能に問題があると疑う場合は，ケアマネジャーに対して，歯科訪問診療（摂食嚥下機能の評価，口腔内の精査）を依頼してください。

薬剤師が積極的に提案することで，ケアマネジャーは安心してプランに加えることができるので，喜んで実施してくれます。

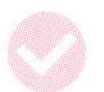

摂食嚥下評価：摂食嚥下スクリーニングテストを行う

患者さんの既往歴や状態により，摂食嚥下機能の評価で高度な判断が必要なケースがありますので，摂食嚥下機能の評価は医師・歯科医師に判断を依頼するのが一番です。摂食嚥下機能の低下が疑われるケースでは，口腔内の状態が悪化していることも多いため，摂食嚥下機能の評価も含めて歯科医師に診察依頼を行います。歯科では舌圧測定によって口腔機能低下を計測することも可能です（高齢者では20 kpa, ALS〔筋萎縮性側索硬化症〕だと21 kpaが食事変更を考慮する大まかな目安です）。

薬剤師の立場としては聞き取りや実際の観察の際に，患者さんが水やお茶を飲む様子を観察すると，重要な所見が得られます。

経口摂取を行っている患者さんであれば，摂食嚥下スクリーニングテストを行うことが可能です。認知機能に問題がなく指示にしたがえる患者さんであればRSST（反復唾液嚥下テスト），認知機能低下がある患者さんであればいつも使っているコップからの水分嚥下などを行っていただきます（改訂水飲みテストでは3 mLの嚥下を行います[2)]）。ぜひ嚥下しているときの咽頭音を聴取するために，聴診器の使用をお勧めします（頸部聴診）。

コップからの連続嚥下が困難，1回の嚥下にかける時間が長い，嚥下後に呼吸が乱れる場合は，処方数の減量，もしくは飲みやすい剤形や貼付薬への変更等の調節が必要です。

予備知識

摂食嚥下機能はレオポルドの5期モデルで説明されます（図2）。服薬指導の臨床ではどのステージに問題があるかを把握することが重要です。

嚥下の際には飲食物が気道に入らないように鼻腔と口腔，口腔と喉頭を閉鎖する必要があり，閉鎖している間は嚥下性無呼吸となります（口腔期～食道期）。加齢や神経変性疾患による口腔機能低下や，呼吸器疾患による息こらえ困難によって嚥下と呼吸の協調運動がうまくいかないと，嚥下し

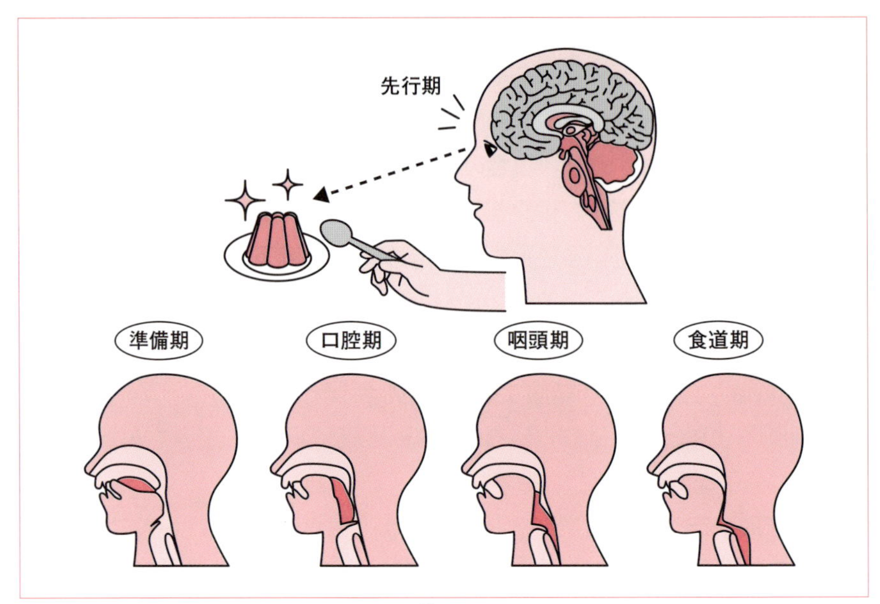

図2　レオポルドの摂食嚥下の5期モデル[3)]

ている最中に呼気が再開するなどで誤嚥します。また加齢，脳血管障害や神経変性疾患，腎不全など代謝性の疾患による咽頭収縮力の低下によって咽頭に唾液や飲食物が貯留したり，嚥下反射の惹起不全により喉頭に垂れ込み誤嚥したりすることがあります。嚥下反射が起こりにくい場合は，薬が口腔内に沈殿することもあり，口腔内に薬が残る原因になります。

患者さんのADLの低下は，加齢変化のようにみえて，実は基礎疾患の進行が混在していることがしばしばあります。とくに神経変性疾患は進行により，多種多様な嚥下動態を示すことが多いので，様子の変化を感じたら医師に相談の上，嚥下評価を依頼してください。また，腎疾患など代謝性疾患でも，筋力低下から嚥下障害が起きます。

内服時の誤嚥を防ぐためには内服薬の大きさの調整や，嚥下時に水分と薬の分離を避けるように形態の適正化を行う必要があります。水と錠剤を同時に飲もうとして，水と錠剤が口腔内で分離してしまうようなケースでは，錠剤やカプセルよりもゼリー剤が適している，または水ではなく服薬ゼリーが適していると判断されることがあります。

参考資料

1）三浦宏子，苅安 誠：錠剤の大きさが虚弱高齢者の服薬に与える影響―服薬模擬調査による検討―，日老医誌，Vol. 44，pp.627-633（2007）
2）摂食嚥下障害の評価【簡易版】，2015年，日本摂食嚥下リハビリテーション学会 医療検討委員会：
http://www.jsdr.or.jp/wp-content/uploads/file/doc/assessment2015-announce.pdf
3）Leopold NA, Kagel MC. Swallowing, ingestion and dysphagia；A reappraisal. *Arch Phys Med Rehabil*. 1983, Aug；**64**（8）：371-3

Q12 加齢による機能低下や，疾患による機能低下を考慮した服薬指導の工夫を教えてください。

A アセスメントを行った上で，「飲めていない」ことの原因別の服薬指導の工夫を考えましょう。適切な薬剤管理が困難，識別能力の低下，手指の巧緻性の低下と，社会的資源の活用状況に合わせて支援方法を検討します。一包化や服薬ボックス，服薬カレンダーの活用，生活の中での工夫を応用したり，訪問する医療・介護従事者の協力を要請したりすることも必要です。

摂食嚥下障害の場合は，機能に合わせた提案を行います。複数の剤形があるものは変更の提案をし，困難であれば服薬補助ゼリーや簡易懸濁法などを提案します。

いずれにしても，取り入れた支援が習慣化するように根気強い指導が必要です。

原因別の服薬指導の工夫を考える

Q11でのアセスメントを参考にして，「飲めていない」ことの原因別の服薬指導の工夫を考えます。

以下に，先行期の問題（①認知機能，②視覚的な識別能力，③手指の巧緻性），準備期～食道期の問題とに分けて解説します。

先行期の問題

(1) 認知機能の低下が原因のケース

患者さんや家族に病識や薬識がなく，服薬の緊急性が高い場合には，「なぜ処方されているのか」，「患者さん自身にとって必要な薬であること」を患者さん本人や家族に理解してもらうことが重要です。

理解しやすくする工夫や思い出すための工夫をする（カレンダーに書く，文字を大きくする，色使いをはっきりとするなど）ことも効果的です。また，リスクマネジメントとして，長期処方の場合には週ごとに色分けをするなど，管理しやすくなるような工夫が重要です。薬袋から取り出すのが困難であったり，PTPごと誤飲してしまう可能性を感じたら，一包化を試みて，服薬カレンダーや服薬ボックスの使用を検討します。また，服用方法を可能な限りシンプルにできるよう，主治医・処方医に確認します。

在宅療養をする高齢患者さんの老老介護や認認介護のケースなどでは，一度の口頭説明だけでは患者さんや家族の理解があいまいで，行動変容を引き起こすことは困難です。服薬指導を行う相手の認知機能や理解力に合わせた指導や，以下のような工夫を行う必要があります。

- 一包化や服薬ボックス，服薬カレンダーの活用などを検討する
- 服薬状況を電話で確認する
- 自宅に置く薬を1週間分にして，細かく確認する
- 医師の指導のもと，服薬の補助を訪問看護師やヘルパー等の定時に訪問する介護従事者に依頼する
- ケアマネジャーや食事宅配業者との連携を密にして，服薬状況を確認してもらう
- 在宅介護を利用している場合は，服薬回数を減らして介護者がいるタイミングに服薬できるように調整する

家族の介助者や訪問の医療・介護従事者（薬剤師のほかケアマネジャー，ヘルパーなど）で定期的に服薬状況を確認できる状態にすることが望まれます。

また，家族が服薬に意欲的でも，患者さんが認知症で服薬の必要性を理解できず拒薬している場合は，服薬の緊急性が高くやむをえない場合の手段として，食事やゼリー等の食べやすいものに混ぜることもあります。しかし，社会的な状況（支援・介護など社会的資源）も加味し，可能であれば内服から貼付薬への切り替えを検討するべきです。

（2）視覚的な識別能力の低下が原因のケース

視覚障害の患者さんといっても，まったく視力がない場合，視野が狭窄している場合，色の識別能力が低下している場合など，病態がいろいろです。患者さんの残っている能力を判断しながら，自立での服薬行動を維持するように心がけましょう。たとえば，視覚障害があっても，日常生活行為，たとえば更衣（着衣交換）や食事などを行っている場合は，服薬についても工夫次第で管理可能です。患者さん本人の感覚で識別できている薬は継続し，その他のまちがえやすいと感じる薬は，点字の使用やそれぞれの色，形状を変更して変化をつけるなどの工夫を行います。一包化を行う際でも，一包化の袋を大きめにして，切り込みに色を付けて目立つようにし，切り込みを少しだけ深くして開きやすいようにするなどの工夫ができます。

患者さんが生活の中で行っている生活用具の識別方法を参考に，薬の保管場所・向き・形などを一定のルールにそろえること，またその扱いを練習することにより，かなりの確率で1人で服薬可能なケースがあります。

視覚的に薬を識別しにくいケースでも，認知機能低下が軽度であれば，服薬カレンダーなどを取り入れ，生活の中での習慣づけをして定着させる支援を行うことで内服管理することが可能です。「触って日にちがわかる服薬カレンダーを使う」，「朝は，ポットの横にあるものを飲む」などの習慣づけを支援します。しかしながら高齢者では，生活の中に新しい方法を取り入れた際には，その使い方や服薬行動に慣れるまで練習が必要で，時間を

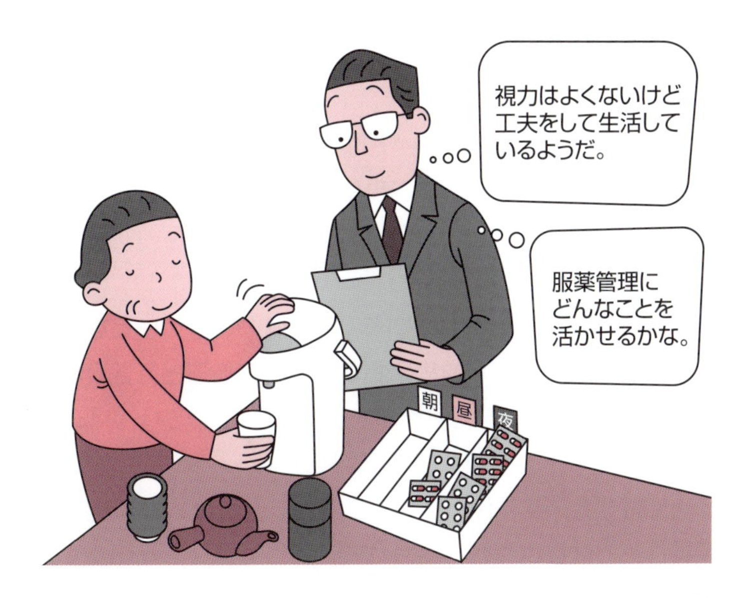

かけて見守ることも必要です。当面は薬剤師が手をとり，動作確認を行って，根気よく続けて練習してください。

また，新しい薬の管理方法を取り入れた際は，薬剤師以外の医療・介護従事者，家族にもまちがえることなく管理・設置するように指示してください。薬剤師以外の医療・介護従事者，および家族に対しても，図解などして適切に伝達すると非常に喜ばれます。

患者さんに視覚的識別能力がなく，介助者もなく，さらに認知機能の低下がある場合は，訪問看護や訪問介護（ケアマネジャー，ヘルパーなど）と連携して，定期的に服薬を確認できるしくみをつくることが望まれます。

（3）手指の巧緻性の低下が原因のケース

「PTPから取り出せない＝一包化が必要」ではありません。たとえば，うおぬま調剤グループのWebサイト（http://www.uonuma-ph.jp/s_fukuyaku/top_fukuyakus.htm）では，さまざまな服薬支援ツールや錠剤の取り出し器具などが紹介されています。最近では服薬管理・服薬支援ロボットも各社から続々と商品化されています。ただし，これらの導入にあたっては，初めに正しく活用される状況にあるかを確認することが必要なことに注意してください（Q17，p.100参照）。

また，錠剤の取り出し器具については，患者さんのADLや筋力に応じて勧めることが重要です。訪問の際に患者さんと握手をしたり，ピンチ力（指先でつまむ力）を試したりすることで，個々の取り出し器具の取り扱いの可否が把握できます。

手指の巧緻性は皮膚が乾燥している，爪を切りすぎているなどの些細なことでも低下します。ADLを含め手指の巧緻性の低下と，普段から行っている工夫でその支援がはたして可能かを適切にアセスメントすることが重要です。

手指の巧緻性が低下する例として，全身的な「るい痩」や筋力低下があるような患者さんでは握力やピンチ力（つまむ力）が低下していますし，関節リウマチで手指に力が入らないケース，脳血管障害の後遺症で片手しか使えないケースなどが考えられます。さまざまなケースに合わせて握るグリップが大きいもの，土台がしっかりしていて片手でも扱えるものを選ぶなどの支援が求められます。

また，ヘルパーなど訪問介護サービスを利用している患者さんでは，ケアマネジャーや訪問看護師へ相談して協力を依頼し，医療者，介護者の滞在中に内服できるよう処方回数の調整を試みます。

準備期～食道期の問題：摂食嚥下機能が原因であるケース

在宅服薬指導の臨床現場では，患者さんの摂食嚥下機能に改善が期待できないケースも少なくありません。

その場合は，患者さんの機能に合わせた服薬方法を提案することが優先されます。処方されている薬のうち，飲み込みにくい薬に関しては，まず他の剤形が発売されているかを確認し，もし患者さんの摂食嚥下機能に照らし合わせて他の剤形が適切である場合は，剤形を変更して処方してもらうよう主治医・処方医に提案します。他の剤形の発売がない薬については，

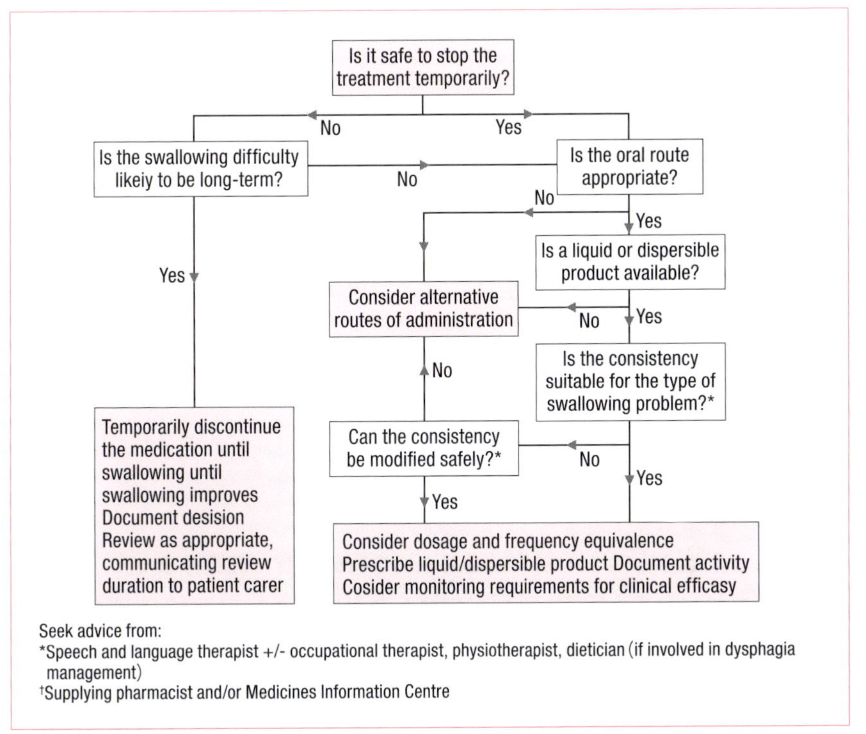

図1　嚥下障害のある高齢者の服薬マネジメント
（Wright, Chapman, Foundling-Mias, Greenwall, Griffith, Guyon & Merriman：Medication management of adults with swallowing difficulties. https://www.guidelines.co.uk/wpg/dysphagiaより引用）

調剤での剤形変更や服薬補助ゼリーの使用，簡易懸濁法などの服薬補助方法を検討します。

医師・歯科医師が摂食嚥下機能障害の専門的な検査を行った上で，現在の内服薬の剤形が不適切であると判断した場合は，服薬の続行が適切かどうか，中止できる薬かの検討を行うこともあります（図1）。服薬錠数を減少させることで，患者さんの負担を軽減させることができます。

水分嚥下でむせる，水分の連続嚥下が困難な患者さんのケースでは，薬とともに飲む水分でもむせてしまう，または誤嚥してしまうことが予想されます。このようなケースでは，水分に介護用とろみ剤などで「はちみつ程度の粘性」（とろみをつけた液体をスプーンですくい上げたときに，はちみつ

コツとわざ

①もともと行っていた工夫を活かそう！

身体機能に障害の出現する疾患で療養している患者さんでも，長期療養の中で自身の身体の使い方を自ら工夫している場合もあります。肘を膝に置いて物をつかむ，手を伸ばしたままで親指だけ使うなど，四肢の使い方を工夫している患者さんもいます。

したがって，服薬指導の際には患者さんの生活の様子をよく観察して，それまでの工夫をうまく生かした方法を提案するほうが受け入れられます。このような場合は薬剤師が行った指導が，余計な介入とならないよう心がけてください。

②指導は根気よく！

どんな患者さんでも1回の指導で適切な行動変容は起こりません。高齢者であればなおさらです。普段の生活をなるべく変えずになじませるような服薬指導を行い，患者さんに習慣をつけてもらうことを心がけることが重要です。服薬時には，握手から始まり，口もとをトントンしたら口を開けてもらう，介助者が顎を押したら口を閉めてもらう，そして握手で終わるなど，ルールや流れを徹底して，習慣をつけてもらうよう心がけます。

③患者さんの世界を想像して

視覚障害のある患者さんでは，薬の保管場所がいつもと1 cmずれても，少し薬の形が変わっても，患者さんにとっては未知の空間に連れて行かれたも同然です。機能障害のある患者さんの世界を想像し，服薬できる条件を整えるようにしてあげてください。

患者さんの意思を尊重し，尊厳を維持することが，アドヒアランスの向上に結びつくことが多くあります。オーダーメイドな薬学的・調剤学的服薬指導を目指しましょう。

剤形変更，混合調剤にあたっては以下の資料も参考にしてください。

- 錠剤の粉砕　→『錠剤・カプセル剤粉砕ハンドブック 第7版』
- 簡易懸濁の実施　→『内服薬　経管投与ハンドブック 第3版』
- 外用剤の混合調剤→『軟膏・クリーム配合変化ハンドブック 第2版』

のように筋状になって垂れる程度の粘性）をつけ，咽頭へ流れ込むスピードを調節するように工夫をして，服薬が改善できることもあります。

また，服薬補助ゼリーを使用する方法も一般的ですが，錠剤とカプセル剤ではそれぞれ適した服薬補助ゼリーの質が異なります。個々のゼリーの性質次第では，カプセルをゼリーに包むとうまくなじまずに口の中に残ってしまうことがありますのでいくつかのゼリーを試してみる必要があります。このほか，服薬補助ゼリーなどの工夫を行う際は，口頭説明だけでなく実演や，使用方法を大きく書いて壁に貼るなど，いつでも確認できる資料を用意すると喜ばれます。

処方された医薬品の剤形変更をする場合は，『錠剤・カプセル剤粉砕ハンドブック 第7版』（じほう），『内服薬　経管投与ハンドブック 第3版』（じほう）を参考に，患者さんの服薬アドヒアランスを上げる工夫もできます。こういった調剤上の工夫を行う場合は，薬学的に適切な調剤となるように配慮することが重要です。また，患者さんや家族，医療・介護従事者に粉砕について質問された際も，薬剤師の専門性をもってアドバイスを行うことが重要です。

総合評価：服薬アドヒアランス不良であるときの工夫

服薬アドヒアランスが不良のケースでは治療の中止，処方薬の変更も必要となります。主治医・処方医や歯科医師，訪問看護師との連携で，患者さんの症状と服薬アドヒアランスに合わせた処方薬の最適化を図る必要があります。

治療の優先順位を決める場合，まず患者さん本人の様子・愁訴（デマンド）・疾患をきちんと理解した上で，環境整備や生活習慣の改善で対応可能なことは，できる限り提案・実施を検討してください。

その次に，患者さん本人の予後を見据え，必要なADLを維持し，適切なQOLを維持するために，必要な治療の順位を主治医と相談します。

予備知識

ヘルパーに服薬介助（見守りを含む）に協力してもらう際は，あらかじめ医師やケアマネジャーに依頼し介護計画に盛り込むことが必要となります。薬剤師の目線から服薬困難である理由，必要な服薬介助のポイントを明確にして，ケアマネジャーと相談することが必要です。

また，ヘルパーは決められた時間内の介助を行うことになるため，薬剤師から主治医に適切な医薬品の選択を提案し，活用可能な介助の範囲内で適切な治療結果が得られるように薬学的管理を行うと，臨床的に実施しやすい介護計画になります。たとえば，以下の検討を行います。

- 服薬錠数の削減
- 服用回数の削減
- 屯服使用の中止
- 外用薬の場合は貼付・塗布部位，塗布する量の確定（適宜，図解などして説明）

MEMO

Q13 口腔内の残薬や傷の有無などを確認するための工夫を教えてください。

A 口腔のアセスメントを行うには口腔の解剖学的構造の理解が大切です。とくに薬は口腔内でも底のほうや隙間，へこみの部分に残留しやすいといえます。

薬剤師による確認が難しい場合は歯科医師に依頼してください。依頼する場合は，患者さん本人および家族の同意の上，ケアマネジャーを通すことが必要です（主治医に連絡し，診療情報提供書を書いてもらうとよりスムーズ）。

とくに患者さんの内服後に歯科訪問診療を依頼すると，残薬の確認がとりやすいでしょう。

薬が口腔内に残留していないかを確認する

口腔乾燥や，嚥下反射の遅延，舌運動機能の低下などの口腔咽頭機能の低下によって，薬が口腔内に残留しやすくなります。

また，要介護高齢者は部分的に歯が欠損していたり，不良な補綴物（銀歯やブリッジ）などがそのままになっていることも多く，口腔内が複雑な構造になっていること，薬を回収する舌機能の低下，嚥下反射遅延により残留が起こりやすいといえ，食事を経口摂取できていても，薬が口腔内に残留することもあります。

口腔のアセスメントを行うには口腔の解剖学的構造の理解が大切です。とくに薬は最下部（口腔前庭，口腔底），義歯内面，舌根部，麻痺側，および虫歯などの歯にへこみがある部位などに残留しがちです（図1，図2）。歯科医師・歯科衛生士と連携をとって口腔内の状況を確認することが望ましいですが，薬剤師にある程度の解剖学的知識があれば，「どのタイミングでどこに残薬があった」という所見を共有しやすくなります。

また，内服している薬の剤形を考慮することが重要です。水と一緒に口に入れた散剤は，とくに嚥下反射遅延の際に口腔内に散在して残ることが多くあります。さらに，口腔乾燥など口腔内の状態や，薬を口に入れたときの条件によっては，カプセルや錠剤も粘膜に付着しやすくなります。

同じ剤形の薬で複数回の残留がある場合は，剤形の変更を検討し，また口腔内の状態について歯科医師にも相談することが望ましいでしょう。

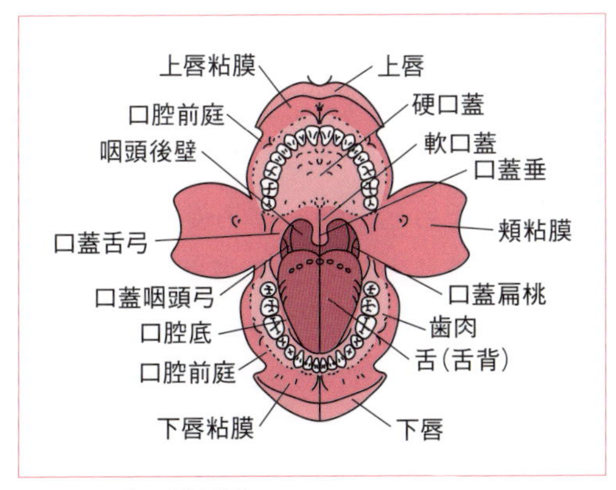

図1　**口腔の解剖図**

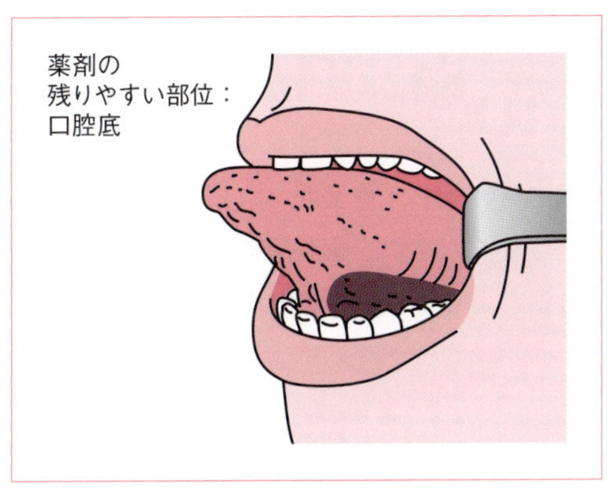

図2　**口腔内の残りやすい部位**

口腔内を確認するときの最低限の道具と配慮

必ず患者さんや家族に口腔内観察の目的を説明し，同意を得て行ってください。

患者さんの口腔内の確認は，以下の手順で行います。困難だと思ったら，無理せず歯科依頼してください。

①使い捨てのグローブ，ペンライトを用意（焦点距離の短い懐中電灯が口腔向き）
②明るいところで視野の確保（ディスポーザブルの舌圧子や口腔内ミラーがあると便利）
③歯ブラシや口腔ケア用品を用意（いつも使っているものを借りる）
④その状態で，痛みや違和感について患者さん本人に確認し，義歯があれば外してもらい，口腔内を観察する。
⑤頬粘膜を排除し（広げ），口腔内を見回すように光を当て，影の部分を見落とさないようにする（解剖学的に残りやすい部位を理解して行う）
⑥「カチンとかんでください」といって歯をかみ合わせてもらい，口腔前庭（唇・頬の内面）を観察する
⑦開口状態で舌を左右上下，前方に動かしてもらい，舌下・口腔底粘膜をすべて確認する（同時に舌機能も確認できる）

患者さんの口腔内を確認し，異変があれば必ず，患者さんと家族に歯科受診を促す説明をしてください。歯科受診の必要があれば，主治医から診療情報提供書があるとよりスムーズです。

口腔内の病変の確認

患者さんの服薬を確認する際に「口腔内が痛い」，「薬が残って…」などの訴えがあれば，口腔内を確認し，歯科医師と適切な連携をとるべきです。口腔内の確認を行う際に気をつけることは以下のとおりです。**困難だと思ったら，無理せず歯科依頼してください。**

①感染症予防（菌をもち込まない，もち出さない）
②損傷予防（傷つけない）
③確実な観察

口腔内は消化管の入り口で，目視できる組織ですが，奥行きがあり暗くて見にくいので適切な対応をとらないと必要な所見を見逃しがちです。

また，口腔は軟組織と硬組織が混在しており，思わぬ動きをしたり，触れた部位によっては咬反射（反射的に咬んでしまう）や絞扼反射（Gagging），嘔吐反射などの反射が起こるなど，気をつけなければなりません。

観察の際は患者さんに口腔内観察の必要性をよく説明し，同意を得てから行ってください。ライトとグローブを用い，頬粘膜を排除しながら口腔全体を見回し，舌の突出・上転・左右翻転させるなどを行い，舌の下（口腔底）も確認します。歯列の上に指を置くと，患者さんが咬んでしまったときに指が咬まれるなど危ないので，歯列から内側には指を入れないようにしてください。舌を押さえる必要がある際は滅菌舌圧子（ディスポーザブルのもの）で，舌を軽く押さえますが，咬まれそうなケースでは（木の舌圧子が破損し危険があるため）歯科医師に依頼してください。口腔内に傷や粘膜病変，清掃不良があった際は必ず歯科医師に依頼してください。無理は禁物です。

Q14 薬の副作用で起こる口腔内所見や嚥下障害（薬剤性嚥下障害）には，どのようなものがありますか。薬剤性嚥下障害を疑う場合の対応を教えてください。

A 薬の副作用で生じる口腔内の病変には，以下のようなものがあります。

- アレルギー反応によるもの
- 薬理学的副作用によるもの
- 口腔内への残留によるもの
- 潜在疾患の顕在化

経過や症状，経口摂取への障害が出現しているかをよく聴取し，可能なら口腔内の確認をします。1～2週間前から投与された薬を確認し，薬の関与が疑われたら医師・歯科医師に連絡してください。薬剤性の摂食嚥下障害は鎮静効果，錐体外路症状，唾液減少などさまざまな副作用が原因で生じます。とくに注意が必要なものは抗コリン薬やベンゾジアゼピン系薬剤ですが，一般的によく使用される薬でも生じることがあります。投薬内容の変更があった際はとくに注意して観察し，また経過をよく聴取することが重要です。

薬の影響を疑う所見があった際は，医師・歯科医師への連絡，また訪問看護師やケアマネジャー，患者さんや家族との情報共有が重要です。

薬剤性嚥下障害

薬の副作用で生じる口腔内の所見や摂食嚥下障害は，頻度の高いものでは，大きく分けて以下のようなものがあります。

①薬物性口内炎[1)]
②薬物残留による口腔粘膜炎，薬理学的副作用による粘膜の所見，口腔乾燥症（唾液量減少）
③副作用による覚醒レベルの低下や錐体外路症状による摂食嚥下障害

薬物性口内炎

薬物性口内炎（Stomatitis medicamentosa）は，重篤でまれに発生する薬物の副作用です。医薬品服用後の発熱（38℃以上），口腔粘膜や口唇の広範囲のびらん（ただれて出血），眼の充血，咽頭痛，口腔周囲の皮膚の紅斑などの症状が認められ，その症状が持続したり急激な悪化があるものです（図1）。目や鼻の中の粘膜もただれたり，高熱（38℃以上）などの症状をともなう重篤な粘膜の障害につながることがあります。

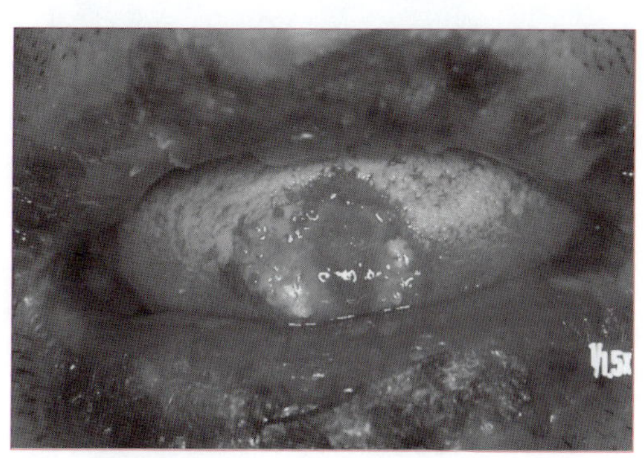

図1　**薬剤性口内炎**
（発熱，口唇のびらん，口腔内の潰瘍，出血をともない経口摂取困難）

その多くは医薬品が原因と考えられていますが，一部のウイルスやマイコプラズマ感染も関与します。原因と考えられる医薬品は，主に抗菌薬，解熱消炎鎮痛薬，抗てんかん薬，抗がん薬など広範囲にわたります。原因医薬品の服用後

2週間以内に発症することが多いですが，1か月以上経過してから発症することもあります。過去に医薬品で皮疹や呼吸器症状・肝機能障害のあった人に多く，また口腔衛生状態の悪い患者さんで症状が重症化しやすいといわれます。免疫・アレルギー反応によるものと考えられていますが，いまだ統一された見解は得られていません。

薬を服用し，上記の口腔内のただれ等の症状が持続したり，急激な悪化がある，経口摂取に影響があるような場合は，服用した薬の種類，服用してからどのくらい経っているのかなどを確認し，ただちに医師，歯科医師（口腔外科）に連絡してください。また薬疹が起こっている際には肝障害をともなうことがあるため，皮膚科専門医の診察を受けるように勧めることが大事です。

薬物残留による粘膜炎や口腔所見，口腔乾燥症（唾液量減少），薬剤性歯肉増殖

（1）薬物残留による粘膜炎や口腔所見

食後に飲んだ薬が口腔内に残ってしまうと，高齢者の脆弱な粘膜では容易に潰瘍になります。とくに溶解して酸性で刺激性となる薬で顕著ですが，基本的に薬は化学物質なので，あらゆる薬で起こりうると考えるべきです。処方された内服薬以外も対象です（食品に同封してある乾燥剤やうがい薬などの外用薬など，図2）。

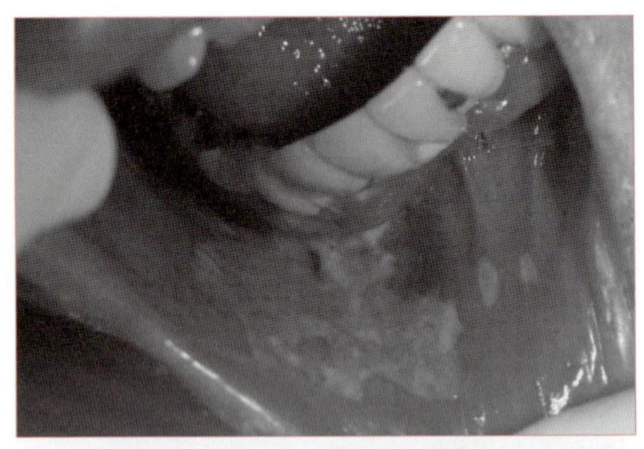

図2　認知症の患者さんで菓子の袋に入っている乾燥剤が口腔内に停滞したことから口腔内全体に粘膜炎を発症し，経口摂取困難になった例
（在宅療養の高齢者では注意すべき症例の1つ。医療法人微風会ビハーラ花の里病院提供）

口内炎や口腔内の潰瘍の原因となる薬は，口腔内に

残留することで接触性の薬物性潰瘍を起こすもの（骨粗鬆症治療薬，抗菌薬，鉄剤，溶解によりpH 3以下になる酸含有製剤など）や，内服により粘膜の脆弱性を起こす薬（免疫抑制薬）があります。さらに薬物を仰臥位で飲むこと，就寝前に少ない水分で飲むことで，口腔のみならず食道潰瘍のリスクも上がります。また，骨粗鬆症治療薬は，骨代謝に影響をおよぼすことから重度歯周病のある高齢者での歯槽骨が露出するような潰瘍にも影響があると指摘されています。口腔内に潰瘍があると，疼痛があることから食欲低下，摂食嚥下障害が起こります。

嗅覚・味覚の変化は抗コリン作用薬で起こりやすく，また食欲にも影響があります。

(2) 口腔乾燥症（唾液量減少）

口腔乾燥症はさまざまな薬によって引き起こされますが，向精神薬（抗コリン作用薬，抗うつ薬，抗パーキンソン病薬，抗ヒスタミン薬），また多剤投与によるものが知られています。

口腔乾燥によってう蝕（虫歯）リスクが上がり，義歯は外れやすくなり，口腔内の痛みや灼熱感が生じ，そして摂食嚥下機能（とくに準備期・口腔期）が低下する原因の1つとなります。また，抗がん治療（化学療法，放射線療法）やストレス，脱水，加齢でも口腔乾燥症が起こります。

(3) 薬剤性歯肉増殖

薬剤性歯肉増殖はフェニトインやニフェジピン（Ca拮抗薬）などの副作用によって引き起こされ，歯周病の悪化の原因になります。薬剤変更と歯周病治療，口腔衛生不良の改善が必要です。

薬剤性の摂食嚥下障害

摂食嚥下障害に関与する薬は多種あります。とくに中枢神経系に影響のある薬，抗精神病薬，神経遮断薬は鎮静，抗コリン作用，錐体外路症状を起こすことから摂食嚥下障害が多く報告されています。以下では，その一部について紹介します（詳細は他書を参照してください）。

とくに高齢者では，抗精神病薬，抗不安薬，睡眠薬，抗けいれん薬，抗うつ薬，抗認知症薬の常用量でも錐体外路症状と鎮静作用により摂食嚥下障害が生じることが知られています。向精神薬による摂食嚥下障害は，常用量でもおおむね１週間以内に発症し，中止すれば２週間以内に回復するといわれていますが，なかには摂食嚥下障害が生じている間に廃用などで機能が低下し，回復困難になるケースもあります。

可能性のある薬の投与後１週間以内は常に摂食嚥下障害の発症に留意し，早期発見に努めること，また，摂食嚥下障害の訴えがあったら薬の投与前後からのエピソードの変化をよく聴取することが重要です[2)]。

薬による鎮静は，精神的あるいは身体的能力を障害し，食欲を減退させ，集中力持続時間の減少，流涎，摂食嚥下への注意力を低下させますが，とくに投薬開始時あるいは用量変更後に起こりがちです。増量後に生じた場合は２週間以上の過鎮静（過度な鎮静作用）が継続するようであれば減量の検討，あるいは薬物相互作用を確認することが重要です[3)]。

また，抗コリン性の副作用では，消化管の蠕動運動と機能が影響されることから，摂食嚥下障害，胸やけ，胃食道逆流，口腔乾燥，便秘などが知られています。

ベンゾジアゼピン系薬剤の慢性的な使用は，咽頭期嚥下障害，顕著な下咽頭・輪状咽頭部の協調運動障害を引き起こすといわれ，誤嚥による生活の障害が重篤であれば中止を検討します。

さらに薬剤性嚥下障害は，患者さんの内服ミスなどによる過量投与でも起こることがあります。

コツとわざ

- 嚥下障害が疑われる場合，家族や患者さん本人から自訴として歯科医院に連絡してもらうことがいちばん重要です。
- 医療情報の共有を図る意味でも，主治医より歯科医師へ診療情報提供をしてもらうことが望ましいでしょう。
- 薬剤師，訪問看護師やケアマネジャーから歯科医院に電話することは情報共有には有効ですが，患者さんの自訴がなければ診療契約ができないので，電話口で患者さん本人・家族・キーパーソンに交代すると確実です。

症状の把握と摂食嚥下評価のための連携方法

口腔内の症状や摂食嚥下機能の症状把握についてはQ11，Q13を参照してください。口腔内のびらんや潰瘍については，他の疾患との鑑別も必要ですから，必ず経過（いつ発見したか，大きさの変化はあるか，その傷によって症状がどうか，傷の深さは，経口摂取への影響がどうか）を確認し，医師・歯科医師に伝達します。また摂食嚥下障害に関しては，症状を把握した上で，薬との関係を把握するために処方変更前後の様子の違い，内服時間からの経過で症状が変動するかどうか，他の影響がないかどうかを注意深く聴取します。内服薬だけでなく抗がん薬や骨粗鬆症治療薬のように注射剤を使用している際は　お薬手帳に記載されていないケースもあるので，よく注意して聴取し，処方医との情報交換を行う必要があります。

口腔内に粘膜疾患がある患者さんは，口腔外科を標榜している歯科か，病院の口腔外科に紹介します。患者さんにかかりつけ歯科があれば連絡するか，その地域の歯科医師会などに相談して指示を仰いでください（重篤な口腔内の潰瘍のケースでは訪問診療のみで対応困難なことがあります）。

摂食嚥下評価に関しては，地域によって医師が行うケースや歯科医師が行うケースなどさまざまです。訪問看護師やケアマネジャー，主治医に相談の上，精査を依頼するとよいでしょう。その場合，嚥下内視鏡検査（VE）や嚥下造影検査（VF）などの検査を行い，摂食嚥下障害の評価を行います。薬の関与が疑われる場合は，可能性に気づいた薬剤師から情報提供を行うことで改善への糸口になります。

また，言語聴覚士との連携方法（院内・院外）について，依頼は医師・歯科医師を通す必要があります（「言語聴覚士法」第４章〔第42～46条〕）。言語聴覚士は介護保険で構音障害や失語症，摂食嚥下障害の患者さんに訪問リハビリテーションを行うことができます。まだまだ全国での普及は少ないですが，かかりつけ医との相談の上，地域の言語聴覚士会に問い合わせると地域の情報が得られます。介護保険のリハビリテーション（生活期リハビリテーション）は，安全な介助方法や日中の過ごし方の検討を行い，現在の能力を普段の生活の中で使い続けていくための目標を設定し，リハビリテーションを提案して練習し，介助方法や自主トレーニングなど生活場面で定着を図ることが目的です。

一般的に「嚥下機能が低下しているようなので嚥下機能検査を依頼」する流れで精査し，処方医と連携をとり減薬につながることがあります。これからは薬剤師からの提案で医師・歯科医師に嚥下機能検査を働きかけ，減薬につながる流れもあってもよいと思われます。

予備知識

錐体外路症状

薬剤性のものは薬剤性パーキンソニズムともいわれます。筋強剛，安静時振戦，企図振戦，丸薬まるめ運動，歯車様硬直，仮面様顔貌，摂食嚥下障害，構音障害，静座困難，不穏，ジストニー等の症状をいいます。

びらんと潰瘍

口腔粘膜において視診ですべてを鑑別することは困難ですが，病理的には，びらんは真皮を超えないもの，潰瘍は真皮を超える深い組織欠損です。

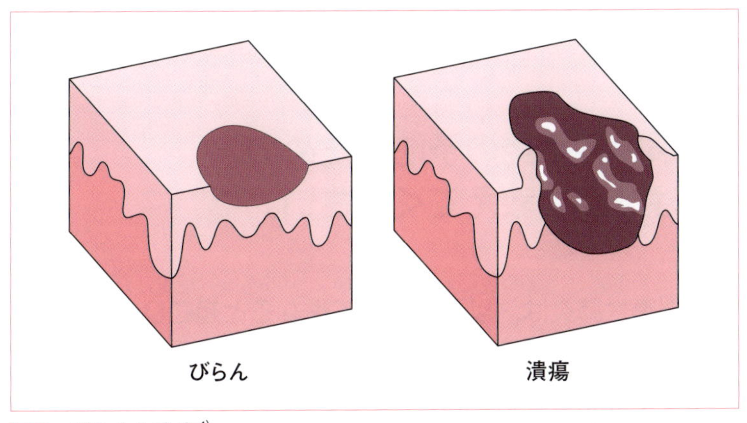

図3　びらんと潰瘍[4)]
（山根源之，草間幹夫 編著：チェアーサイドで活用する最新・口腔粘膜疾患の診かた，日本歯科評論 増刊（2007）p.12より引用）

水泡が破れるとびらんになり，びらんが深部に拡大すると潰瘍になります（図3）。

このほかにも口腔粘膜に出現する病変は多々あり，様子がおかしいと思ったら些細な病変でも，医師・歯科医師に相談してください。

参考資料

1）重篤副作用疾患別対応マニュアル 薬物性口内炎，平成21年5月，厚生労働省：http://www.pmda.go.jp/files/000145806.pdf
2）野崎園子，桂木聡子：薬剤による摂食嚥下障害の実態調査と危険因子の分析－摂食嚥下認定看護師・臨床薬剤師と介護者の連携による早期発見と対応マニュアルに向けて－，Journal of Sugiura Foundation for Development of Community Care, Vol. 3, pp. 30-33（2014）
3）金子芳洋，土肥敏博 訳：薬と摂食・嚥下障害 作用機序と臨床応用ガイド，医歯薬出版（2007）
4）山根源之，草間幹夫 編著：チェアーサイドで活用する最新・口腔粘膜疾患の診かた，日本歯科評論 増刊（2007）

Q15 誤嚥性肺炎の予防のための注意点を教えてください。

A 誤嚥性肺炎は，以下がすべて重なると起こります。

①誤嚥と喀出反射低下
②身体の免疫機能の低下
③口腔内の清掃状態（細菌数・細菌叢）悪化

これらのそれぞれについて要点を把握した上でよく聴取し，患者さんの生活や身体，飲食時の観察をすることが重要です。
また，疾患や薬に関する情報の把握も重要なポイントです。

誤嚥性肺炎のリスク

患者さんが誤嚥性肺炎を発症するリスクを判定するには，誤嚥性肺炎という疾患，およびリスクの高い患者像・状態像への理解が重要です。

口腔ケアが要介護高齢者の肺炎リスクを減少させることが報告されて以来，医療・介護現場では「肺炎リスクを減らすために口腔ケアを行う」ことは定着しています。そして，医療・介護現場では誤嚥性肺炎が多いため，摂食嚥下障害の人ではとくに注意する必要があります。

誤嚥性肺炎とは

一般社団法人 日本呼吸器学会の「医療・介護関連肺炎診療ガイドライン」においては，肺炎は市中肺炎，院内肺炎や人工呼吸器関連肺炎と，その間の医療・介護関連肺炎（NHCAP）に分類されています（図1）。NHCAPは日本においては，要介護高齢者における肺炎の割合が高く，「高齢者にお

肺炎
- 市中肺炎（CAP：commuity-acquired pneumonia）
- 医療・介護関連肺炎（NHCAP：nurcing and healthcare-associated pneumonia）
- 院内肺炎（HAP：hospital-acquired pneumoria）人工呼吸関連肺炎（VAP）

図1　肺炎の分類

ける誤嚥性肺炎を中心とした予後不良の肺炎」と「高度医療の結果生じた耐性菌による肺炎」の混在が考えられています（日本呼吸器学会：医療・介護関連肺炎診療ガイドライン）。

NHCAPにおける誤嚥性肺炎の治療方針では，抗菌薬や肺炎球菌ワクチンの接種とともに，口腔ケアや摂食嚥下リハビリテーションが推奨されています。薬の投与のほかに，食事中の誤嚥を防ぐために意識レベルを高めて食事をとること，全身的に栄養状態の改善を図り抵抗力を高め，睡眠中に汚染された唾液を誤嚥しないようにする支援を行うことも推奨されています（表1）。

表1　NHCAPにおける誤嚥性肺炎の治療方針
（日本呼吸器学会：医療・介護関連肺炎診療ガイドライン，2011，p.34より引用）

1）抗菌薬治療（口腔内常在菌，嫌気菌に有効な薬剤を優先する）
2）PPV接種は可能であれば実施（重症度を防ぐためにインフルエンザワクチンの接種が望ましい）
3）口腔ケアを行う
4）摂食・嚥下リハビリテーションを行う
5）嚥下機能を改善させる薬物療法を考慮（ACE阻害薬，シロスタゾール，など）
6）意識レベルを高める努力（鎮痛剤，睡眠剤の減量，中止，など）
7）嚥下困難を生ずる薬剤の減量，中止
8）栄養状態の改善を図る（ただし，PEG自体に肺炎予防のエビデンスはない）
9）就寝時の体位は頭位（上半身）の軽度挙上が望ましい

コツとわざ

- 誤嚥性肺炎のリスクがある患者さんに出会ったら，誤嚥を予防する食事方法をアドバイスすることも重要です。
  - ・しっかり覚醒して食事すること
  - ・なるべく安定した座位をとるように姿勢を調節すること
  - ・呼吸しやすい姿勢にすること
  - ・毎日少しでも口腔咽頭機能が賦活されるような嚥下体操を行うこと
  - ・摂食嚥下機能に見合った食事形態を整えること
- 摂食嚥下機能の把握は非常に重要ですので，医師・歯科医師，さまざまな医療・介護職との連携をとってください。

誤嚥性肺炎の原因

誤嚥性肺炎の原因になる菌の多くは，口腔内に普段からいる菌が主体です。要介護高齢者の誤嚥性肺炎の原因は以下のとおりです。

①誤嚥と喀出反射低下
②身体の免疫機能の低下
③口腔内の清掃状態（細菌数・細菌叢）悪化

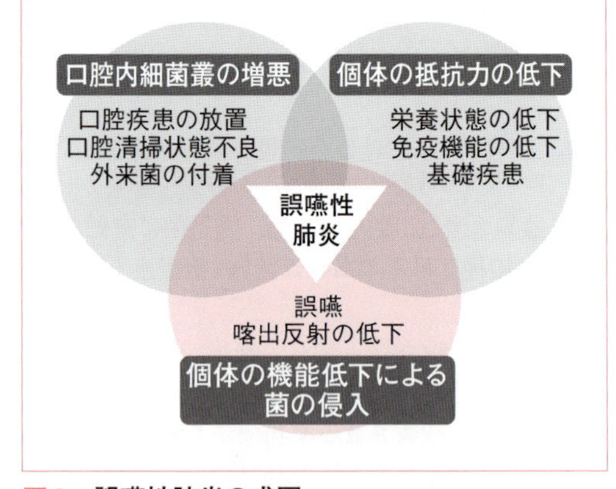

図2　誤嚥性肺炎の成因
（枝広あや子 編著：認知症の人の「食べられない」「食べたくない」解決できるケア，日総研出版（2016）より引用）

この3つの要素のすべてが悪化しているときに誤嚥性肺炎になりやすい，といえます（図2）。このように考えると，要介護高齢者の中でも誤嚥性肺炎を起こしやすい人の特徴は，口腔ケアが不十分である上に，低栄養状態で活動性も低下している虚弱な要介護高齢者で，さらに嚥下障害があって呼吸機能が低下しており喀出が不十分な患者さんです。

誤嚥性肺炎のリスク

誤嚥性肺炎のリスクを判定するには，以下の点などを主軸としてアセスメントを行います。

①誤嚥しやすい・喀出困難か
→脳血管障害後遺症や認知症，パーキンソン病などの中枢性変性疾患，ADLが低下しベッド上生活となっている，口腔内が乾燥したり口腔内の疾患がある，上部消化管の疾患や消化管の通過障害などを起こす疾患，鎮静作用の強い薬剤の使用，経口摂取しておらず経管栄養のもの・経鼻経管栄養などチューブが入っている，呼吸器疾患等による呼吸困難，誤嚥性肺炎の既往がある

②免疫低下しているか
→基礎疾患があり全身状態が不良，ADLが低下している，高齢，食欲低下や低栄養状態，治療により免疫不全状態，呼吸器の気道線毛輸送系の機能低下，咳嗽反射の低下

③口腔清掃状態が悪化しているか
→歯みがき習慣がない，セルフケアが困難，口臭がある，口腔内の疾患を放置している，口腔乾燥している，就寝前に口腔ケアを行っていない

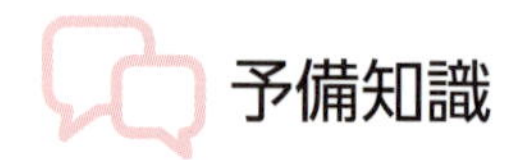

予備知識

嚥下機能の簡易検査：

嚥下機能は，摂食嚥下機能の簡易的なスクリーニング方法を用います。患者さんに3 mLの水分を飲んでいただく改訂水飲み検査や，30秒間に唾液を数多く飲んでもらう反復唾液嚥下テストは，指示が十分に理解できる患者さんに適しています（図3）。

指示理解が困難な患者さんでは，水分などを飲んでいただくときに頸部（輪状軟骨直下気管外側皮膚面）に聴診器をあて，嚥下音とそれに続く水泡音などを確認します。必ず習熟してから行うようにしてください。

経口摂取していない患者さんに行うのは誤嚥リスクが高いので，医師・歯科医師に依頼してください。

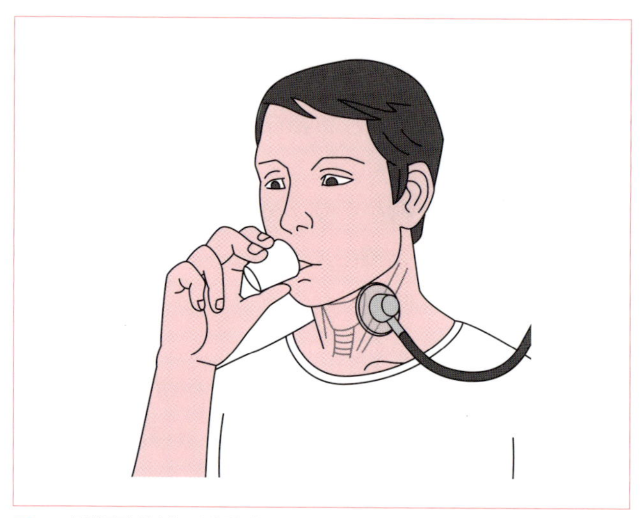

図3　頸部聴診法の聴診位置

嚥下機能の推察方法：

食べる様子の観察や聴取から推察する方法もあります。

- やせていて顔面や頸部の筋肉量が少ない
- 食事をかまずに丸飲みしている
- 食事中にむせる
- 食事中や食後に湿性嗄声（水っぽいガラガラ声）になっている
- よく微熱を出す

これらの所見から誤嚥リスクを推察することができます。もちろん口腔の状態は口腔清掃習慣の聴取や実際に確認するなどで行います。

免疫低下の確認：

免疫低下の確認は，ADLの低下と筋肉量の低下で判断します。家庭内での移動の様子や普段の活動量（外出時の付き添いの有無など），基礎疾患や薬，血液検査値（血清アルブミンなど），体重の計測や下腿周囲長の計測などから判断します。

BMIは18.5未満が栄養低下中リスクといわれます（表2）。下腿周囲長は，足底を接地させ膝を90°に曲げた状態で，ふくらはぎのいちばん太いところの周囲をメジャーで計測します。自立している人で31 cmくらいが目安です。

直近3か月や6か月の体重減少率はとても有効な低栄養の指標になるので，定期的な体重計測を勧めるとよいでしょう。

表2　低栄養状態のリスクの判断

（「指定居宅サービス等及び指定介護予防サービス等に関する基準について」等の一部改正について
〔平成21年3月13日　厚生労働省 老健局〕）

リスク分類	低リスク	中リスク	高リスク
BMI	18.5～29.9	18.5未満	
体重減少率	変化なし （減少3％未満）	1か月に3～5％未満 3か月に3～7.5％未満 6か月に3～10％未満	1か月に5％以上 3か月に7.5％以上 6か月に10％以上
血清アルブミン値	3.6 g/dL以上	3.0～3.5 g/dL	3.0 g/dL未満
食事摂取量	76～100％	75％以下	
栄養補給法		経腸栄養法 静脈栄養法	
褥　瘡			褥瘡あり

参考資料

1）舘村 卓：臨床の口腔生理学に基づく摂食・嚥下障害のキュアとケア，医歯薬出版（2009）
2）山本敏之，村田美穂：こうしよう！パーキンソン症候群の摂食嚥下障害，アルタ出版（2014）

MEMO

Q16 患者さんが内服できるような工夫と，剤形や内服回数を変更するための医師への照会について，手順やトラブルを回避する工夫を教えてください。（患者さんの身体機能や介護者を含めた社会環境への適応を考え，内服可能になる工夫）

A 医師・歯科医師に納得してもらうには，処方の再設計を提案する際に，鍵になる情報をあらかじめ整理しておく必要があります。たとえば，以下の通りです。

①再設計の根拠はあるか
②論理的に説明可能か
③再設計によって予想される不利益について検討したか
④患者さん・家族の QOL に寄与するか

情報を収集し，改善策を具体的に考えた上で処方医に相談することが必要です（種類を減らせるか，剤形変更が可能か，用法変更ができるか, など)。また, 嚥下障害にかかる薬に関する内容では, 医師・歯科医師に必ず相談の上，確認を行います。所見や指導内容，得られた結果を記録として残し，医師・歯科医師やケアマネジャーと文書で共有することがのぞましいといえます。

なによりも連携をしている他の職種とは，普段から連絡を密にしておくことが重要です。患者さんや家族の心情にも配慮した，潤滑油になるような仕事ぶりが期待されます。

根拠を明らかにする

とくに，高齢の患者さんは複数の医療機関に受診していることも多く，複数の処方医から処方を受けているケースでは処方が複雑になり，多剤併用の問題が起こりやすい状態になります。

主治医としても，別の専門をもつ他の医師からの処方（専門外の処方）があると，医師と医師の間の連携がないケースでは簡単には変更できない状態になることもしばしばです。こういったケースで，

- 処方薬が原因で有害事象が生じている
- 服薬アドヒアランスや服薬困難などの問題が生じている

などの際には，まず所見としても事実を記録に残します。

薬剤師だけで抱えていても解決に結びつけるのは困難ですので，訪問看護師やヘルパー，ケアマネジャーの所見も共有します。在宅では，他の職種と一緒に取り組むこと，情報共有することが生活の支援につながります。薬剤師が発見した所見をもとに「ほかにもそのような事象を見つけたら教えてください」とよびかけて，情報を探します。

在宅の場合は，他の職種との関係がブラインドになりがちですから，在宅療養をする患者さんの家に，所見などを書き込み共有するためのケア日誌（ノート）がある場合や，Webを介した医療情報共有システムなどが使用されています。そういったしくみがなくてもFAX等で所見を共有することができますから，面倒でも書面にし，残る方法で連絡を行うべきです。残念ながら，老老介護や認認介護などのケースで，家族に伝言を依頼することで不確実さがより高まります。嚥下障害など専門的な機能の問題であれば，検討事項を明らかにした上で医師・歯科医師に検査依頼することが必要です。

一方で，ケアマネジャーやヘルパー等が患者さんの内服困難を発見しても，直接医師に伝えることは困難です。したがって，薬剤師がいつも「薬

に関する相談役（医師への連絡役）」になっておくと，内服困難，有害事象等の情報が集まってきます。普段からの連絡を密にとっておくことによって，薬剤師として多職種連携に大きく貢献できます。

論理的に説明する

医師・歯科医師もそれぞれが意図をもって処方しているケースがほとんどであるにもかかわらず，さまざまな事由により薬物有害事象が起こる可能性があります。この際に，薬剤師からの処方の再設計の提案において，医師・歯科医師を感情的にさせずに納得していただくことを検討しましょう。

お互いが多忙な中の連携ですから，短時間に要件をまとめて伝達することが重要です。さらに，必要であれば資料を付けたり，ケアプランの内容を検討する会議（サービス担当者会議）に参加するなどで直接会う機会をつくるなどをします。論理的な説明のためには集めた所見に加え，社団法人日本老年医学会の「高齢者の安全な薬物療法ガイドライン 2015」などを引いて判断根拠を提示することが重要です。

また，提案する際は代替案を必ず提示するなど，いくつかの具体的な選択肢を用意しておくことが必要です。たとえば，剤形変更や用法変更，回数の変更などです。

面識のない医師・歯科医師に連絡し，相手に納得していただくことは非常に敷居の高い話です。そういった場合は，まずは訪問看護師に相談して，ともに重ねた所見をベースに合意を得て支持者になっていただくことも1つの重要な工夫です（「将を射んと欲すれば先ず馬を射よ」という諺もあります）。訪問看護師の合意が得られれば，医師・歯科医師に納得してもらう糸口も見つかりやすくなります。

患者さんや家族に不利益がないか検討をする

薬の複数併用によって有害事象が起こりやすくなることは周知の事実ですが，減薬の過程でも，患者さんの様子の変化に注意して観察する必要があります。とくに認知症の症状に対して使用する中枢神経系用薬などは，QOLの質が低下するおそれがあることから中止検討薬剤に該当するものが多くありますが，一方で，減薬によって精神神経症状が一時的に出現するなどの事象も起こります。薬剤師は，薬の専門家として考えられるさまざまな可能性を検討し，減薬過程で起こりうる患者さんや家族の不利益についても情報提供をするとよいでしょう。

なぜなら，減薬によって症状が変化すると患者さんや家族としても非常に不安になりますし，減薬による症状変化の可能性について事前の説明が不十分であれば信頼関係を損ないかねません。減薬によって考えられる「短期的な影響」と，「中・長期的な影響」について調べ，情報提供することも重要です。

一方，とくに高齢者の精神神経症状は環境変化が大きく影響しますから，減薬・処方再設計を行う際は患者さんにとって好ましい環境が整備されたときをねらうほうが効果的なケースもあります。症状の変化時や，急性疾患発症により薬の見直しを行う際もそのチャンスでしょう。

患者さんや家族のQOLに寄与するか

処方の再設計を提案する目的は，常に，患者さんや家族のQOL向上であるべきことは，忘れてはなりません。

処方の再設計による薬の影響・副作用の改善が患者さんや家族のQOLに寄与するかどうかを十分に検討することはもちろん，薬による有害事象や服薬困難の情報を医療者間で共有すること自体も，患者さんや家族のQOLに寄与するかどうかを考えて慎重に行う必要があります。

患者さんや家族は，医師を気づかうあまり，何か理由があって内服でき

コツとわざ

- 医師・歯科医師が処方した薬に関して，トラブルを起こさず再設計の提案をするためには，相手に納得していただくことが必要です。また患者さんの情報を共有するという視点においても，守秘義務と情報共有および連携を天秤にかける必要が生じます。
- 医師・歯科医師を納得させるためには，処方の再設計を提案する際に，鍵になる情報をあらかじめ以下のように整理しておく必要があります。
  ①再設計の根拠はあるか
  ②論理的に説明可能か
  ③再設計によって予想される不利益について検討したか
  ④患者さんや家族の QOL に寄与するか

ていない薬があっても医師には「全部飲めている，調子がいい」ということがあります。しかし，患者さんや家族によっては，医師に伝えられなくても訪問看護師にはこっそり伝えていたり，薬剤師にはこっそり教えてくれたりすることも少なくありません。医療資源が限られる地域の在宅医療において，医療者と患者さんや家族の関係を良好に維持することは，服薬を適切に継続し，生活を支える上で非常に重要な要件です。したがって，薬剤師にこっそり打ち明けてくれた秘密の服薬情報をすぐに医師に伝えることで，「伝えてほしくなかったのに」，「秘密だったのに」と，後々トラブルを生じさせてしまうことがあります。

「本当はね，便秘になるから飲んでないの（でも主治医の○○先生には悪いから，ずっと出してもらってるのよ）」などと，こっそり薬剤に関する秘密を打ち明けられたときには，まずはよく周辺状況を聞き取ることから始めてください。そして，それとなく訪問看護師やヘルパー，ケアマネジャーから情報収集を行いましょう。情報収集した上で，患者さんに「この前教えてくれたこと，主治医の先生に伝えてもよいですか？ △△さんの体に合ったものを一緒に探しましょう」などと相談をもちかけ，許可が出たら主治医に相談するなどの工夫も必要です。

また，医師と連携が十分図れている場合は，患者さんが秘密を抱えている上に医師にまで気を使っているというその事実を医師に伝え，医師から患者さんの気分を損ねないような対応をしてもらうなどの工夫も必要です。いずれにしても患者情報と人間関係はデリケートに扱うことが大事です。

薬剤師が適切に服薬指導や処方再設計にかかわることができた症例では，服薬継続率が高いという報告があります。専門知識をもった上で，医療・介護従事者と患者さんや家族の潤滑油になるような立ち回りができる薬剤師が求められています。

Q17 お薬カレンダーでは患者さんの服薬管理が不十分な場合，ほかに利用できる服薬支援・管理ツールはありますか。

A アラーム機能や，1回分の薬のみを取り出せる機能を有する支援機器を利用することで，薬の飲み忘れや二度飲みを防ぎ，患者さんご自身で服薬していただくことを支援することが可能となります。また，もしかしたらお薬カレンダーの使い方を工夫することでも，適切な服薬管理が可能になるかもしれません。

さらには，近年著しく発展しているICT（情報通信技術：Information and Communication Technology）やIoT（インターネット・オブ・シングズ：Internet of Things）の技術を活用することで，患者さんやご家族による服薬管理の向上や，包括的な地域での服薬管理，さらには健康情報や生活情報を考慮した服薬管理の可能性が示されています。

支援機器の活用の成否には，患者さんの状況や，同居されている家族の状況，支援者の状況，生活の場所の状況などが影響します。導入時の支援やフォローアップも必要になりますので，これらを考慮して，適切な機器を選択し，導入する必要があります。

支援機器の導入にあたっては，上記の内容をよく検討した上で，薬剤師が主体的に取り組んでください。

服薬の何が問題になっているのか？

服薬の問題とひと言でいっても，そこにはいろいろな状況が考えられます。服薬に必要なプロセスを以下に示します。患者さんの服薬に問題がある場合は，まず，この中のどの項目が問題となっているのかを確認しましょう。

①薬を飲むことを受け入れる
②薬を飲むことを覚えている
③薬を飲むべきときに，薬を飲むことに気づく
④そのときに飲むべき薬を適切に選択する
⑤薬を飲む
⑥薬を飲んだことを覚えている

⑤に問題がある場合は，支援機器を利用するよりも別の支援が必要です（Q11～Q14を参照してください）。

一方，②，③は飲み忘れに関する問題です。④は薬の誤服用の原因となります。⑥は，飲んだことを忘れてもう一度飲んでしまう「二度飲み」の原因になります。これらについては，支援ツールや機器を活用することで，解決することが可能です。

また，①は薬の副作用なども含めて「患者さん本人が服薬をどう思っているか」という根本的な問題で，機器の使用以外の方法で支援する必要があります（Q31〔p.204〕を参照してください）。しかし，ICTの技術などを活用することにより，服薬のモチベーションを上げる取り組みもなされており，将来的にはICTやIoT技術による解決策が見出される可能性もあります。

支援者の状況を確認しましょう

支援機器を活用するためには，服薬の支援者の協力も重要です。たとえば，多くの支援機器では，薬を適切に機器に装填することが必要になります。患者さん自身でそれができる場合には問題にはなりませんが，服薬に何らかの問題が生じている場合，患者さん自身で機器に装填することが困難なケースが多くみられます。さらに，家族が行う場合でも，高齢者世帯等では家族も装填や機器の設定，利用が困難な場合が多くみられます。

したがって，まず導入しようとしている服薬支援機器が正しく活用される状況にあるかを確認することが必要です。

患者さん自身で装填できず，家族の支援も期待できない場合には，医療従事者などの第三者の介入が必要になります。その際にも，介護の状況や地域の状況を確認しながら，服薬支援機器を利用する体制を構築することが重要になります。

適切な設置場所を選定しましょう

せっかく支援ツールや装置を導入しても，目につかない場所にあっては，役に立ちません。薬を飲む時間帯に，患者さん本人がいる可能性の高い場所を選定し，なるべく目につく場所に設置しましょう。

しかし，患者さんが家族と一緒に生活している場合には，家族の都合も踏まえて設置場所が決められるケースが多くみられます。患者さん本人の服薬管理を優先するのか，家族の生活環境を優先するのか，また，その適切なバランスを考えて設置場所を決めるのか，十分な考慮が必要になります。アラームがうるさいので，患者さん本人の寝室に支援機器を置いてしまい，日中ほとんど気がつかなかったといった事例もあります。

たかが置く場所ですが，それによって道具や機器の有効性が左右される重要な要因です。適切な配慮が必要です。

郵便はがき

料金受取人払郵便

神田局承認

3294

差出有効期間
平成30年6月
30日まで
（切手不要）

101-8791

707

（受取人）
東京都千代田区猿楽町1－5－15
（猿楽町SSビル）

株式会社 **じほう** 出版局

愛読者 係　行

（フリガナ） ご 住 所	□□□-□□□□　□ご自宅 □お勤め先 TEL：　FAX： E-mail：　@
（フリガナ） ご所属先	部署名
（フリガナ） ご 芳 名	男・女 年齢（　）
ご 職 業	

お客様のお名前・ご住所などの情報は、弊社出版物の企画の参考とさせていただくとともに、弊社の商品や各種サービスのご提供・ご案内など、弊社の事業活動に利用させていただく場合があります。

在宅訪問・かかりつけ薬剤師のための

服薬管理 はじめの一歩 コツとわざ

ご愛読者はがき 4879-

1．本書をどこでご購入になりましたか。

□ 書店 □ 弊社販売局で注文 □ 弊社ＨＰ
□ Amazonなどのネット書店【サイト名：】
□ 団体等の斡旋 □ その他（ ）

2．職種をお聞かせください。

□ 病院薬剤師 □ 薬局薬剤師 □ 医師 □ 看護師
□ その他の薬局・薬店勤務 □ 登録販売者 □ 診療情報管理士
□ 行政関係者 □ 製薬企業関係者 □ 医療機器メーカー関係者
□ 製薬企業研究部門 □ 製薬企業学術部門 □ 製薬企業製造部門
□ 教員（大学・専門学校等） □ 大学生 □ 専門学校生
□ その他（ ）

3．本書についてのご意見をお聞かせください。

有用性（□ たいへん役立つ □ 役立つ □ 期待以下）
難易度（□ やさしい □ ふつう □ 難しい）
満足度（□ 非常に満足 □ 満足 □ もの足りない）
レイアウト（□ 読みやすい □ ふつう □ 読みにくい）
価格（□ 安い □ ふつう □ 高い）

4．最近購入されて役立っている書籍を教えてください。

5．本書へのご意見・ご感想をご自由にお書きください。

ご協力ありがとうございました。弊社書籍アンケートのご回答全員の中から**毎月抽選で30名様に図書カード（500円分）をプゼントいたします。**お客様の個人情報に関するお問い合わせはE-Mail：privacy@jiho.co.jpでお受けしております。

ICT や IoT を活用した近未来の服薬支援

情報通信機能のある服薬支援機器を活用することで，服薬の状況を多職種や家族によるケアチームで共有することも可能となっています。最も単純なしくみのものは，家族にその情報をお知らせするしくみのものです。患者さん本人が，薬を飲んだかどうか（正確には，取り出したかどうか等，センシング機能が働いたかどうかの情報になることに注意が必要），家族が確認できる機能がついたものです。服薬の時間に毎回，患者さんに電話して，服薬がきちんとできたかを確認している家族も少なくありません。

また，地域包括ケアの推進が叫ばれる中，多職種で医療情報や介護情報を共有する動きが進んでいます。かかりつけ医や専門医，薬剤師，看護師，ケアマネジャー，介護職等がこれらの情報を共有し，ワンチーム（1つのチーム）となって問題解決にあたるしくみが提案されています（図1）。服薬に関する情報は，これらのしくみにおいて1つのコアになります。情報通信機

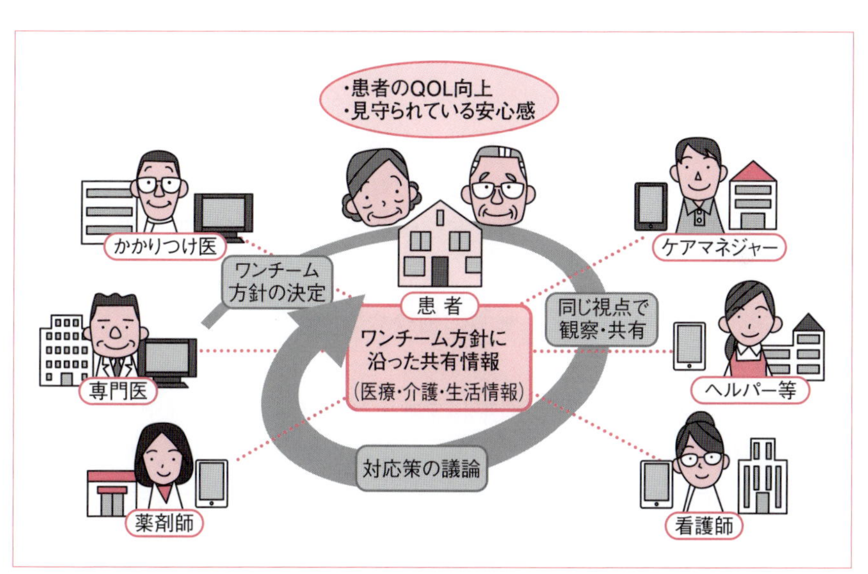

図1　ICT を活用した多職種連携システムの例（本システムで服薬情報を共有）
（ひかりワンチームSP©エヌ・ティ・ティ アイティ株式会社，東日本電信電話株式会社，エーザイ株式会社）

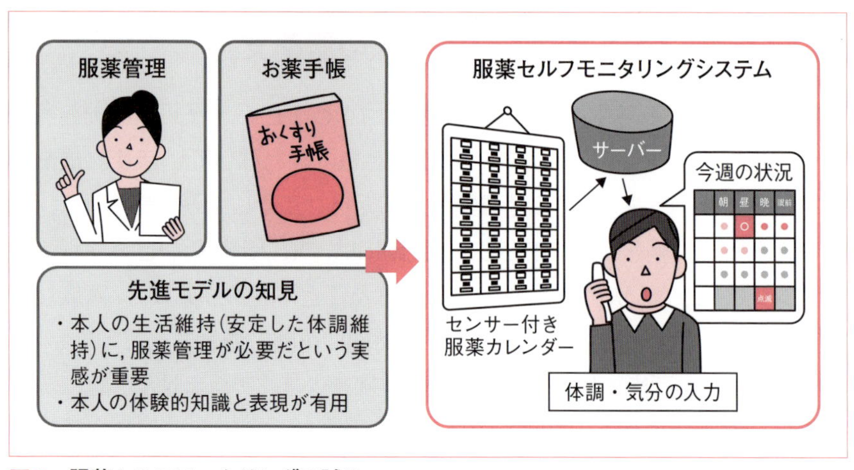

図2　服薬セルフモニタリングの試み
(平成26年度 厚生労働各研究費補助金「統合失調症患者の服薬セルフモニタリングシステムの開発」総括・分担報告書より引用)

能のある服薬支援機器を活用することで，効率的かつ質の高い連携を基盤として，適切な服薬管理が実現可能です。

さらに，服薬プロセスの①に示した問題(服薬の受け入れ)に対して，ICTを活用した解決策の取り組みも行われています。たとえば，センサー付き服薬カレンダーを活用し，服薬の状況を患者さん本人にお知らせするしくみです(図2)。統合失調症の患者さんを対象とした取り組みで，服薬状況に加えて幻聴や気分の状態を併せて提示することで，服薬モチベーションを高めようというものです。また，医療職および介護職等のケアスタッフとも情報を共有することで，服薬の相談や指導を効果的に進められることもメリットになります。

これから，「IoT」の時代が到来します。生活の中のさまざまなものからデータが取得され，インターネット上で共有される時代です。服薬状況に限らず，血圧や運動状況などの健康指標や，生活の状況までが即座に把握できる可能性が現実味を帯びています。これらの情報と，服薬の関係を突き合わせることで，個々の患者さんの生活状況に応じたきめの細かい服薬管理が可能となりますが，このためには，「ものとしてのシステム」だけで

コツとわざ

- 同居家族がいない，または医療職や介護職が頻繁に患者さんの家庭へ訪問することができない場合でも，ICT や IoT を活用した支援機器を利用することで，服薬状況のモニタリングや，それにもとづく服薬の改善を行える可能性もあります。
- 服薬支援機器には以下のようなものがあります。
  - 服薬カレンダー
  - 服薬カレンダー（電子カレンダーの併用）
  - 服薬アラーム
  - 服薬支援機器
  - 通信機能付き服薬支援機器
- 服薬支援機器の導入は，その有効性を判断した上で，薬剤師が主体的に取り組んでください。

はなく，その「システムを上手に活用するサービスモデル」が重要になります。

患者さん本人や家族のニーズ，生活状況を中心に据え，よりよいサービス提供を目指すことが必要不可欠です。

〔支援ツール・支援機器の紹介〕

(a) 服薬カレンダー

カレンダーに薬を収納するポケットの付いた壁掛けタイプと，ボックスタイプがあります。

1週間分の薬を入れておけるものが主流で，飲むべき薬を適切に選択する（服薬プロセスの④）ことを支援します。

設置場所を適切に選択することで，服薬の時間に気づく（服薬プロセスの③）ことの支援にもつなげることができます。

(b) 服薬カレンダーと電子カレンダーの併用

服薬カレンダーを活用しても，薬の飲み忘れや誤用が防げない場合，患者さんが「日付や曜日をまちがえて認識してしまう」という問題が考えられます。

そのような場合には，電子的に日付や曜日を表示してくれる電子カレンダーを併用することで，服薬の管理が可能になるケースがあります。日付・曜日の提示方法としては，デジタル時計と一体化されたものが多く市販されていますが，認知機能の低下している利用者の場合，デジタル時計から肝心の日付や曜日の情報を取得できない可能性もありますので，できるだけ提示の情報量が少ないものを選択することをお勧めします。

(c) 服薬アラーム

服薬カレンダー等にアラーム機能の付いたものです。服薬の時間になると，アラーム等で知らせてくれます。

服薬プロセスのうち，薬を飲むことを覚えている（服薬プロセスの②）ことや服薬時間に気づく（服薬プロセスの③）ことを支援します。

スマートフォンなどのアラーム機能と併用しても効果がみられる場合もあります。

(d) 服薬支援機器

アラーム機能に加えて，そのときに飲むべき薬のみを取り出すことができ，「二度飲み」を防止する機器です。服薬プロセスのうち，薬を飲むことを覚えている（服薬プロセスの②）こと，服薬時間に気づく（服薬プロセスの③）こと，飲むべき薬を適切に選択する（服薬プロセスの④）ことを支援することができます。

アラームに加えて，フラッシュライトで注意を引く工夫がされているもの（図3）や，家族の声を録音しておき，それにより服薬を促す機能があるものなどもあります。

機種によって，1回に装填できる薬の量に制限がある場合がありますので，導入には考慮が必要です。また，取り出し方や装填方法も機種によって違いがありますので，患者さん本人の状態や家族の状況など，利用者や支援

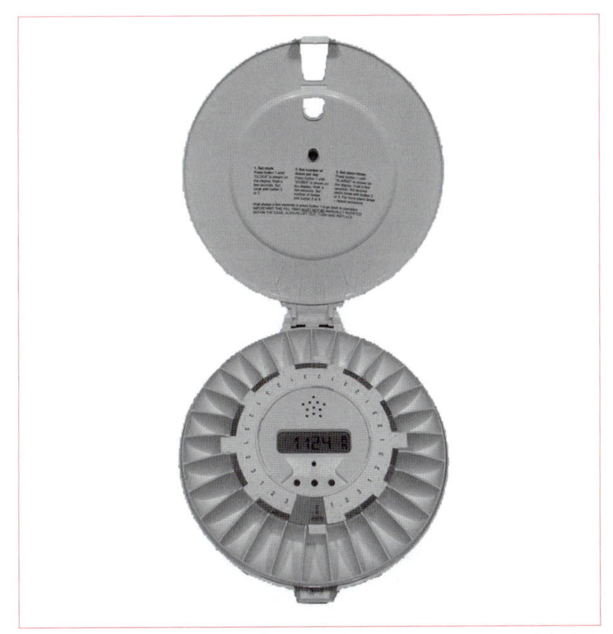

図3　服薬支援機器(配錠箱「カルーセルアドバンス」〔株式会社タムラ企画〕)
1週間分の薬をセットでき，アラームとフラッシュライトで服薬時間を知らせるとともに，取り出し口には1回分の薬のみが出てくるので「二度飲み」も防止できる

者に合わせた機種選択も重要です。

装置は比較的大きなものがほとんどで，外出等のもち出しに適したものはありませんので，外出機会の多い患者さんには，あまりお勧めできません。

(e) 通信機能付き服薬支援機器

服薬支援機器には，通信機能が付いているものもあります(図4)。家族の携帯電話等に服薬の状況をメールで伝えるものや，インターネットを介して，データを共有できるものなどもあります。

提供されるサービスにより，活用のしかたも変わってきますので，想定される使用状況を十分考慮して，利用を選択することが必要となります。

これらの服薬支援機器の導入にあたっては，薬剤師に相談してください。

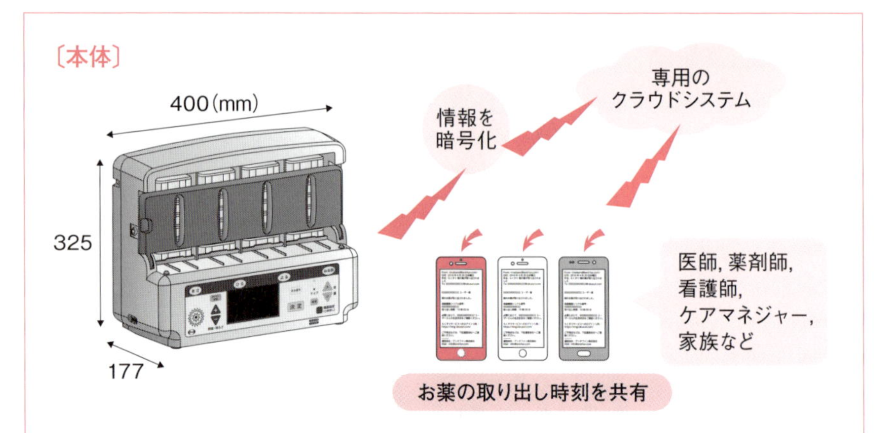

〔主な機能〕

- 1週間分(1日4回, 28ケース)を収納, 前面カバーを施錠して, 不要な取り出しを防止
- スヌーズ機能(取り出されない場合, 15分ごとに音声で通知)
- 過量服用を防止する, トレー引き戻し機能
  (1時間経過しても「お薬ケース」が取り出されなかった場合, トレーを自動的に本体内部へ引き戻す。一度に複数の「お薬ケース」が押し出されることはない)
- 離れていても,「お薬ケース」取り出しを確認できる
  (取り出し情報を専用サーバを経由して家族や薬剤師等に配信)
- 取り出し時刻を記録
  (専用サーバに保存された記録をいつでも閲覧可能。また, サーバから20文字以内のメッセージを機器へ送信, 表示可能)

〔服薬状況月間グラフ(見本)〕

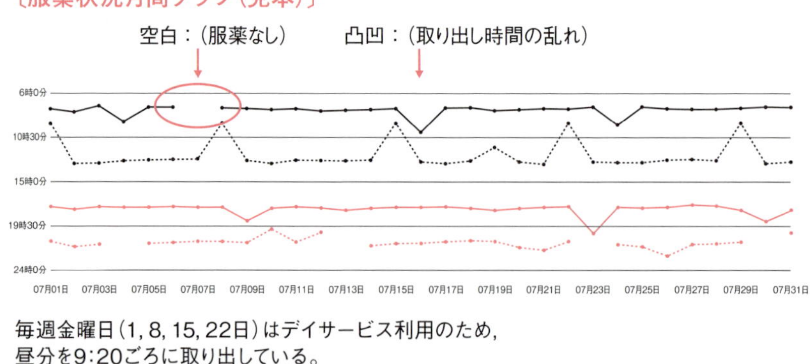

図4 通信機能付き服薬支援機器(「eお薬さん」©エーザイ株式会社)

あらかじめ設定しておいた時間(1日4回まで設定可能)になると, 機器内部から「お薬ケース」がトレーに乗って押し出される。お知らせはデフォルト音声のほか, お孫さんなど家族の声を録音して利用可能。

患者さんの服薬能力チェックリスト①

初回訪問時服薬確認チェック項目

- □ 患者さんに適切に内服できているか聞いたか。
- □ 内服が困難であることで残薬があるか。
- □ 患者さんに薬の飲みこみが難しくないか聞いたか。

➡内服困難の理由をアセスメント

- □ 飲めない理由を聞いたか。
- □ それは嚥下障害と考えられるか。

➡飲めない理由が嚥下困難である場合

- □ 薬剤の飲み込みにくさについて，患者さんや家族から主治医・処方医にすでに伝えてあるかどうかを聞いたか。
- □ 介護者には，患者さんの薬の飲みこみが困難である，または疑わしいときに，主治医・処方医に伝えるように薬剤師からのアドバイスを行ったか。

- □ 処方薬が患者さんにとって適切な剤形となっているか。
- □ あなたはその処方薬の他の剤形を把握しているか。
- □ あなたは実際に観察して評価したか。

初回の訪問時に患者さん本人・介護者から聴取し確認しましょう。

訪問後

- □ あなたが確認した所見を記録に残したか。
- □ あなたは患者さんが嚥下困難である薬剤の他の剤形への変更を提案できるか。
- □ あなたが実際に観察した所見を，主治医・処方医に報告したか。

患者さんの服薬能力チェックリスト②

情報共有のためのチェック項目

- □ 患者さんの嚥下困難は深刻か。
- □ 患者さんには，口腔咽頭の器質的な障害（頭頸部・食道の悪性腫瘍など），神経変性疾患，循環器疾患，代謝性疾患，消耗性疾患，認知機能障害等の既往歴があるか。
- □ 患者さんの全身的な所見として廃用性萎縮，るい痩，日常生活における機能障害があるか。
- □ 処方薬の中に，患者さんが何らかの理由で拒否している薬剤があるか（その理由が確認できるか）。

患者さんに，以下のような様子は見られるか。

- □ 噛むとき，飲み込むときに顔をしかめる・痛みがある様子がある。
- □ 口の中が乾燥している。
- □ 嚥下後に口腔内に飲食物や薬剤が残留している。
- □ 嚥下まで時間がかかる。
- □ 食事・内服中・後に咳をしたり，むせている。
- □ 嚥下後，声がしわがれている・ガラガラ声になっている（湿性嗄声）。
- □ 咽頭のつかえ感の訴えがある。
- □ 原因不明のまま体重が減少している（3か月間に何kg減少したのか）。
- □ たびたび未消化の食べ物を嘔吐する。
- □ 誤嚥性肺炎の既往がある（または治療中）。
- □ 医師・歯科医師より経管による投薬や栄養投与の指示がある。
- □ 記憶障害，深刻な精神疾患，認知症などの影響により処方薬の用法用量を守ることが難しい。

患者さんの服薬能力チェックリスト③

代替薬への処方変更のためのチェック項目

- □ 患者さんの嚥下障害は長期にわたりそうか。
- □ 内服薬を中止するなどの検討は行ったか。
- □ 内服すべき薬剤に別の剤形（外用剤，注射剤，バッカル剤，坐剤，噴霧剤など）はあるか。

➡別の剤形がなく剤形変更で対応している場合，以下について確認したか。

  - □ バイオアベイラビリティ，有効性，安全性に対する影響の情報。
  - □ 剤形変更前と変更後で用量に変化がないこと。（とくに徐放剤から剤形変更する場合，用量調整を頻繁に行う必要がある）
  - □ 錠剤を均一に粉砕できるか。
  - □ 予製したまま長時間が過ぎないような処方間隔となっているか。
  - □ 剤形変更とその後の内服方法について，医療・介護従事者との調整が済んでいるか。
  - □ 当該患者の薬剤管理の状況を踏まえて適切であるか。
  - □ 服薬の効果は出ているか，副作用は出ていないか。

患者さんの服薬能力チェックリスト④

継続的に訪問している患者についての定期的なチェック項目

薬剤師の確認

- □ 主治医・関係する医療介護従事者と処方再設計の検討について相談しているか。
- □ 剤形変更と服薬指導内容について医療・介護従事者と常に情報共有できているか。
- □ 剤形変更を行わない内服方法について検討しているか。
- □ 訪問看護師または介護者・患者さん自らが独自に剤形変更を行っていないか確認しているか。
（とくに，ステロイド薬，徐放剤，腸溶剤，ホルモン製剤，生物製剤，フィルム製剤，糖衣錠が処方されているときにはよく確認する）
- □ 介護者が行う実際の服薬介助の方法を把握しているか。
- □ 薬剤管理方法を把握しているか（湿気，光等の影響が適切か）。

患者さんの様子の確認

- □ 患者さんの薬物動態に加齢による影響はあるか。
- □ 患者さん・介護者にとって取り出しやすい包装であるか。
- □ 患者さんに長期投与による副作用が出ていないか。
- □ 患者さんは用法用量を守って服薬しているか。
（とくにフェニトイン，ジゴキシン，カルバマゼピン，テオフィリン，バルプロ酸ナトリウムは治療域が狭いため，注意が必要）
- □ 患者さんの頓用薬の使用方法は適切であるか。（鎮痛薬等）
- □ 患者さんの服薬補助ゼリー等の使用は適切であるか。
- □ 放置できない服薬に関する問題は起きていないか。

医師への疑義照会時の確認事項チェックリスト

①再設計の根拠はあるか。

- □ 情報収集したか。
- □ 他の職種からも情報収集したか。
- □ 必要な検査は提案したか。
- □ 薬の服薬困難が他の問題を生じさせているか。
- □ 患者さんや家族のQOLが障害されているか。

②論理的に説明可能か。

- □ 薬による有害事象か。
- □ 根拠となる文献や資料を提示できるか。
- □ 代替案や具体的な選択肢を複数用意できるか。
- □ 手短に的確に説明できるか。
- □ 訪問看護師に説明し，支持が得られるか。
- □ 医師・歯科医師に，適切にコミュニケーションがとれる場を設定できるか。

③再設計によって予想される不利益について検討したか。

- □ 減薬・再設計による短期的な影響を検討したか。
- □ 減薬・再設計による中・長期的な影響を検討したか。
- □ 提案のタイミングは適切か。

④患者さんや家族のQOLに寄与するか。

- □ 患者さんや家族の望んでいることを十分に把握しているか。
- □ すべての人間関係に配慮した提案の方法になっているか。
- □ 無理をさせていないか。

患者さんの口腔内確認チェックリスト

※　確認が困難だと思ったら，無理せず歯科依頼してください。

- □ 患者さんか家族の訴えが口腔内の病変に関係している可能性がある。
- □ 患者さんと家族に口腔内観察の必要性を説明し，同意を得た。
- □ 患者さんは指示による開口が可能。
- □ ライトとグローブを使用して，明るいところで行うことができた。
- □ 噛んだ状態で頬粘膜から口腔前庭をぐるりと確認した。（図1）
- □ 開口した状態で口蓋（上顎），咽頭，舌背，下顎を確認した。（図1）
- □ 開口した状態で舌を上転・左右翻転させ舌下を確認した。（図1）
- □ 口腔内の薬の残留の有無を確認した。
- □ 傷や粘膜病変の有無を確認した。
- □ 清掃状態を確認した。
- □ （異変があった場合）患者さんと家族に歯科受診の必要性を説明した。
- □ （異変があった場合）主治医とケアマネジャーへ連絡した。

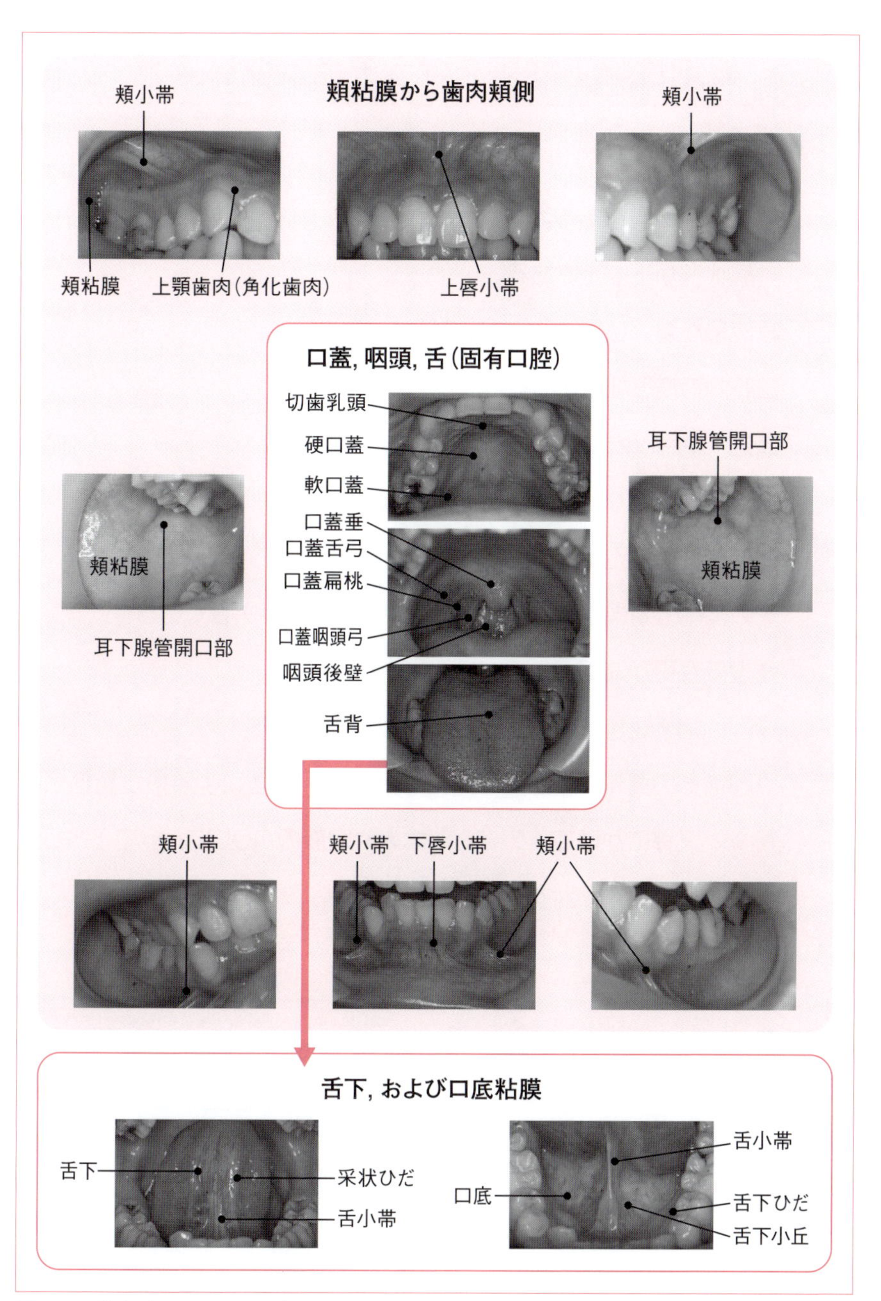

図1　口腔内確認チェックポイント

薬剤性嚥下障害を疑うチェックリスト

- □ 摂食嚥下障害がある。
- □ 覚醒状態が不安定である。
- □ 唾液量が減少している。
- □ 口腔内の痛みなどがある。
- □ 最近１か月以内に投薬変更があった。
- □ 投薬変更後より，覚醒状態・摂食嚥下機能の変化が起こった。
- □ 関与が疑われる薬剤が投与されている。
- □ その薬剤の効果が発現している時間帯に症状が顕著である。

➡投薬変更か減薬への検討

- □ 抱え込まずに情報共有・相談する。
- □ その薬剤で得られる効果と摂食嚥下障害による摂食量低下を天秤にかけて，患者さん本人や家族のQOLにとってどちらが有益かを検討する。

誤嚥性肺炎のリスクチェックリスト

①誤嚥しやすい・喀出困難

- □ 脳血管障害後遺症や認知症，パーキンソン病などの中枢性変性疾患がある。
- □ ADLが低下しベッド上生活となっている。
- □ 上部消化管の疾患や消化管の通過障害などを起こす疾患がある。
- □ 鎮静作用の強い薬剤，睡眠薬の使用がある。
- □ 経口摂取しておらず経管栄養である。
- □ 口腔内が乾燥したり口腔内の疾患がある。
- □ 呼吸器疾患等による呼吸困難，誤嚥性肺炎の既往がある。
- □ 咳が弱い，大きな咳が出来ず呼吸切迫である，呼吸が浅い。
- □ 良くむせる，食べ物がのどに詰まったと感じることがある。
- □ 食事中に食べこぼしが多い。
- □ 飲み物が鼻に逆流する。
- □ 飲み込みに時間がかかる・食事に時間がかかる。
- □ よく（特に夕方）微熱を出す。

②免疫が低下している

- □ 基礎疾患があり全身状態が不良。
- □ 高齢である。
- □ 食欲低下，低栄養状態，最近痩せてきた，思いがけず体重低下している。
- □ 疾患の治療により免疫不全状態。
- □ 呼吸器の気道線毛輸送系の機能低下，咳嗽反射の低下。

③口腔清掃状態が悪化

- □ 歯磨き習慣がない・セルフケアが困難。
- □ 口臭がある。
- □ 口腔内の疾患を放置している。
- □ 口腔乾燥している。
- □ 就寝前に口腔ケアを行っていない。
- □ 食事中に口腔の動きが悪い・嚥下後，口腔内に食べ物が残っている。

Part 4

病状，副作用の把握方法

Q18 抗認知症薬処方時の服薬管理のポイントについて，教えてください。

A 認知症の患者さんの服薬管理のポイントは「薬とケアの適正化」です。抗認知症薬を飲むことになった患者さんの家族が，抗認知症薬の服薬に抵抗があることもあります。また，医療者・介護者にも抗認知症薬に対する誤解があることがあります。

抗認知症薬に対する正しい知識をもつことが大切です。

最初の診断と対応が肝

認知症を疑う患者さんが医療につながるのは，認知症が進んでからのことが多いのが実情です。認知症だと気づかない，気づいても認めたくなくて医療機関を受診しないなどが理由です。そのため，認知症の患者さんが医療につながるのは，「食べられない」，「歩けない」などの困った症状が出たときが多くなります。そういう場合は，医師の目からみると，認知症の悪化でADLの低下が起こったというよりは，BPSD（周辺症状）やせん妄，あるいはせん妄を引き起こす脱水や肺炎，膀胱炎からくる身体症状の悪化による「食べられない」，「歩けない」という場合が多いのです。この場合は，まずはBPSDやせん妄を落ち着かせてから抗認知症薬を開始します。

抗認知症薬は正しく服薬すれば効き目が現れることは多くのエビデンスのあるとおりですが，BPSDがひどいときにはむしろ副作用のほうが目立つことがあります。抗認知症薬を開始するタイミングは大切です。タイミング悪く開始して，家族や介護者が抗認知症薬の効果に不信感をもつようになり，服薬アドヒアランスが低下してしまうと，中核症状の悪化によって患者さんが生活自体できなくなっていきます。

薬剤師としては服薬指導時に，抗認知症薬の効果と副作用だけでなく，患者さんの家族に認知症に対する理解と心がまえ等をていねいに説明することが，服薬アドヒアランスの維持のためにも重要です。

家族は，認知症という病気と，患者さんが亡くなるまでずっとかかわっていくことになります。病気の進行とともに，いつかは家族もその事実を受け入れなくてはならなくなります。抗認知症薬の処方が開始されたときに，家族が抗認知症薬について，よいイメージをもち，服薬アドヒアランスが長く維持されるようになるよう，服薬指導を行ってください。

また，抗認知症薬の処方開始時に認知症のBPSDがひどい場合は，抗認知症薬の副作用に対する懸念を処方医に伝えて，処方の時期の調整を相談することも検討してください。

認知症の早期発見の重要性

認知症の症状を引き起こす疾患は約70種類あるといわれています。その中でもアルツハイマー型認知症の進行は診断のつく20年前から始まるといわれていて，ある日突然発症するものではありませんが，軽度のうちは気づかず，上記のとおりBPSDがひどくなってから診断を受けることが多いのが実情です。しかし，抗認知症薬を早期に飲み始めるほど認知機能の低下を緩やかにする期待がもてることから，早期発見が大変重要です。NPO法人オレンジアクトでは，認知症チェックに利用できる「認知症に備えるアプリ」を無料で配布していますので，適宜受診勧奨等に利用してください（https://orangeact.org/appdl.html）。

薬剤師として，患者さんと日ごろ接していく中で，「服薬管理ができなくなった」，「近ごろもの忘れが多い」，「複雑な会話の内容が理解できない」といった軽度認知機能障害（MCI）を思わせる兆候があった場合は，医師に情報提供してください。

在宅療養の患者さんにおける認知症の対応時には，病識がない患者さん本人の状況の把握が初手となります。そして，タイミングを計りながら，病院における鑑別診断の必要性などについて理解を得るための説得と多職種におけるチームモニタリングの体制づくりが重要であると考えられます。

在宅療養患者さんにおける認知症の診断には，まずHDS-R（改定長谷川式簡易知能評価スケール）やMMSE（ミニメンタルステート検査）などの神経心理学的検査を活用することが多く，認知症のBPSDを「薬とケアの適正化」によって調整しながら，認知症疾患医療センターをはじめとした地域の基幹病院に画像診断を依頼し，その結果をもとに，その後の治療方針を立てていくこととなります。

BPSDは3か月～24か月の間隔で発現と消褪をくり返すことが多いため，一度，症状が落ち着いても，そのままの処方で安定し続けることは逆に少

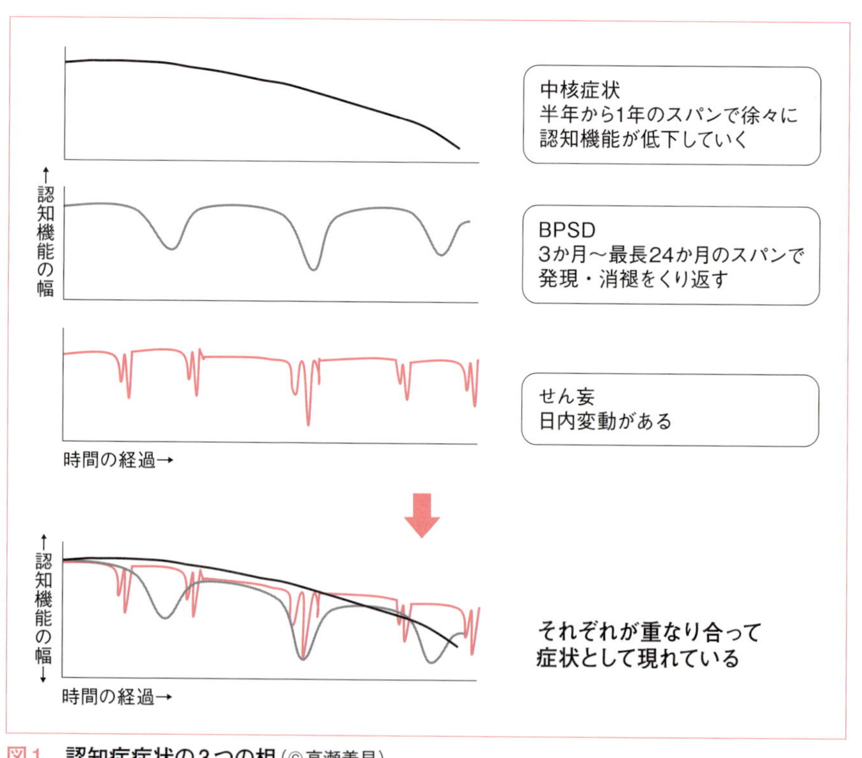

図1　認知症症状の3つの相（©高瀬義昌）

なく，そのつど，もぐらたたきのような対応が求められます（図1）。

 認知症の治療薬では用量調整が重要

アルツハイマー型認知症に対する中核症状治療薬としては，アセチルコリンエステラーゼ阻害薬のドネペジル塩酸塩（先発名：アリセプト），ガランタミン臭化水素酸塩（商品名：レミニール），リバスチグミン（商品名：リバスタッチ，イクセロン）と，NMDA受容体拮抗薬のメマンチン塩酸塩（商品名：メマリー）の，4種類の抗認知症薬が本邦でも投与可能となり，軽度から高度アルツハイマー型認知症にいたるまで，ほとんどの病期を薬物療法でカバーできるようになりました。いずれも，アルツハイマー型認知症を根本的に治す薬ではありませんが，症状の進行を抑制できます。

コリンエステラーゼ阻害薬は記憶や学習に関与しているアセチルコリンという神経伝達物質を分解する酵素であるコリンエステラーゼの働きを阻害して，アセチルコリンの量を増やす働きをします。一方，NMDA受容体拮抗薬は興奮性の神経伝達物質であるグルタミン酸の受容体の1つであるNMDA受容体の働きに拮抗して神経細胞を保護し，アルツハイマー型認知症の中核症状の進行を抑制します。

この4種類の抗認知症薬は，どれも低用量から始めて漸増していくタイプとなっています。基本的には「何日間を目安に何mg増量」といったように処方方法は定められていますが，医師によっては薬への過敏性や副作用，腎・肝機能などを考慮して，低用量のまま長期間処方するなど，患者さんに合わせて調整していることもあります。とくにレビー小体型認知症においては，アリセプトを10 mgまで増量することができますが，症状に応じてアルツハイマー型認知症以上に細やかな調整が必要な場合もあります。

ただし，1日だけ飲み忘れてしまったり，2日分をまとめて飲んでしまった程度であれば，すぐに大きな影響はありません。認知症の患者さんでは老老介護や認認介護が増えていますので，薬剤師としても，そもそも服薬管理が難しい環境であることを理解した上で，服薬管理を行っていく必要

があります。

抗認知症薬で，臨床で発現頻度の高い副作用

抗認知症薬は，どちらかというと心身を活性方向に作用するアセチルコリンエステラーゼ阻害薬と，鎮静方向に作用するNMDA受容体拮抗薬に分けられ，それぞれ作用機序と副作用が異なります。

(1) アセチルコリンエステラーゼ阻害薬における副作用

アセチルコリンエステラーゼ阻害薬における副作用で多いのは，食欲不振，嘔吐，下痢，腹痛などの消化器症状です。その症状は，飲みはじめや薬の増量時などに起こりやすく，服薬を継続していくにつれて症状が和らぐ傾向があります。しばらく服薬を継続しても症状が緩和しない場合は，薬の変更や減量を検討します。

また，覚醒レベルが高まることで易怒性がみられたり，介護者のいうことを聞かなくなったりすることもあるので，事前に家族や介護者に説明しておく必要があります。そのほか，剤形による副作用においては，貼り薬において，かぶれやかゆみといった皮膚症状がしばしば確認されています。

(2) NMDA受容体拮抗薬の副作用

一方，NMDA受容体拮抗薬の副作用でいちばん多いのはめまいであり，とくに飲みはじめに多くみられます。

転倒につながるおそれがあるため，在宅療養現場ではとくに十分な注意と周囲の見守りが必要です。そのほか，患者さんによっては頭痛や眠気を催したり，便秘や食欲不振を起こすこともあります。

アルツハイマー型認知症が中等度まで進行した場合には，アセチルコリンエステラーゼ阻害薬とNMDA受容体拮抗薬を同時に処方することがあります。薬効の相乗効果が期待できるとともに，副作用の発現にもさらなる

コツとわざ

- 認知症は早期発見が重要です。日ごろの服薬指導において，患者さんに認知症を疑う言動がないか注意し，適宜，医師に情報提供を行うことが大切です。
- 抗認知症薬の処方はBPSDやせん妄が落ち着いている時期に始めたほうが抗認知症薬の効果を期待できます。BPSDが出ている場合は，患者さんの家族に認知症のBPSDを理解してもらえるようにサポートし，環境調整を行います。
- 抗認知症薬の適切な服薬によって，認知症の患者さんと家族のQOLを高めることができます。患者さんのADLやIADLが維持されている間は抗認知症薬の服薬は続ける必要があります。

注意が必要となります。

また，BPSDが強くみられる状況では，「薬とケアの最適化」を図り，症状が落ち着いてから抗認知症薬を始めたほうが服薬調整をしやすく，その後の経過が安定しやすい傾向があります。

抗認知症薬の中止のタイミング

抗認知症薬の適切な服薬によって，認知症の患者さんと家族のQOLを高めることができることは，多くのエビデンスによって明らかです。できれば抗認知症薬は，患者さんのADLやIADLが維持されている間は服薬を続けることがのぞましいといえます。

10年以上の長い経過をたどる認知症患者の終末期や抗認知症薬等の減薬の考え方はさまざまで，正解はありませんが，患者さんの傾眠傾向が強くなり，ほぼ寝たきりでコミュニケーションもほとんどとれない状態になった場合，抗認知症薬の服薬の患者ベネフィットはないといえるでしょう。

家族への「看取り」に関する心理教育を始めるのもこのタイミングです。上手に認知症患者さんの経過にかかわってきた家族や介護者であれば，「終末期」を自然に受け入れられることが多く，日ごろの関係づくりや家族への教育が認知症患者さんのケアには何よりも重要なことです。

予備知識

在宅医療現場はせん妄との戦いです。

せん妄：

・意識混濁（ぼーっとする），注意散漫，認知や知覚の変化が現れる意識障害の一種

・高齢者では脱水や発熱の後になりやすく，突然発症して，通常は一時的で元に戻る点が認知症とは異なる

せん妄の３徴：

①日内変動がある（突発的）

②認知機能障害（見当識障害，注意障害，集中障害など）

③行動不穏（過活動型／低活動型／混合型）

レビー小体型認知症：

いわゆる三大認知症には，アルツハイマー型認知症，脳血管性認知症，およびレビー小体型認知症がありますが，レビー小体型認知症では一見すると認知症とは思えない多様な症状が現れます。また，その症状には診察室で直接，確認することが難しい症状もたくさんあります。

レビー小体型認知症のよりよい治療のためには，起こりうる可能性のある症状を正しく知り，実際に生じている症状を正確に医師に伝えることが大切になります。

患者さんに以下のようなレビー小体型認知症の特徴的な症状がみられないか日ごろから注意し，変化があった場合は医師に伝えるようにしてください。レビー小体型認知症の場合，初期にはもの忘れなどの記憶障害が必ずしも起こらない場合がありますので注意してください。

薬剤師としてとくに注意すべき点として，レビー小体型認知症の患者さんには薬剤過敏性が現れやすいことがあります。現在，レビー小体型認知症の適応が認められているのはアリセプトのみです。

認知機能障害

注意力の低下，料理などを手順どおりにできない，物を見間違う，物がゆがんで見えるなど

認知機能の変動

日や時間帯により，頭がはっきりしていて物事を理解，判断できる状態と，ボーとして極端に理解，判断する力が低下する状態が入れ替わり起こる

幻視

「ねずみが壁をはい回っている」,「知らない人が部屋に座っている」などとても具体的で,丸めてある洋服を動物と見間違うなど錯視もよくある

運動症状

動作が遅い，無表情，小刻みで歩くなどのパーキンソン症状

睡眠時の異常行動

眠っている間に大声で叫んだり，怒鳴ったり，奇声をあげたり，暴れたりするなどのレム睡眠行動障害

自律神経症状

立ちくらみ，食思不振（食欲不振），便秘，汗がたくさん出る・寝汗，頻尿，だるさなど

抑うつ症状

レビー小体型認知症の患者さんの約４割にみられるともいわれている

（出典：エーザイ「レビー小体型認知症患者さんのための症状日誌」）

向精神薬と抗精神病薬：

「向精神薬」とは中枢神経に作用し，精神機能（心の働き）に影響をおよぼす薬の総称で，抗精神病薬，抗うつ薬，抗不安薬，睡眠薬などがあります。このうち，「抗精神病薬」とは，抗精神病作用，すなわち幻覚，妄想，作為体験などの精神病症状に対して効果を有する薬の総称です。

Q19 向精神薬処方時の服薬管理のポイントについて，教えてください。

A 本邦では向精神薬，とくにベンゾジアゼピン系薬剤の多剤大量併用投与が問題になっています。

ベンゾジアゼピン系薬剤を漸減するときは，明らかな意識障害が出現している場合をのぞいて，「1/4から1/8量ずつ数週をかけて」を目安に行うことが推奨されます。

向精神薬の処方意図を確認する

「向精神薬」とは，抗精神病薬，抗うつ薬，抗不安薬，睡眠薬，抗てんかん薬など，中枢に作用し，精神活動に何らかの影響を与える薬を総称したものです。表1にその分類を示します。

これら向精神薬にまつわる問題として，多剤大量併用投与以外に，たとえば認知症の問題行動の鎮静や気分安定を目的に抗精神病薬や抗けいれん薬が用いられるなど，本来の保険上の適応でない病態に対し，さまざまな向精神薬が前の医療機関より長期間投与がなされ，在宅医療に移行した際，すでに処方意図が不明瞭になっていることがあげられます。

したがって，向精神薬の服薬管理においてはまず，処方意図を確認することが重要です。本項では，向精神薬の大量投与に関する調整の方略以外にも，これら向精神薬がどのような場面で保険適応外にて使用されるか，ということについても述べます。

表1　代表的な向精神薬（一般名で塩基名は省略した。括弧内は先発名等）©佐伯吉規

抗精神病薬	第1世代抗精神病薬		ハロペリドール（セレネース） クロルプロマジン（コントミン） レボメプロマジン（ヒルナミン，レボトミン）
	第2世代抗精神病薬		リスペリドン（リスパダール） クエチアピン（セロクエル） オランザピン（ジプレキサ） アリピプラゾール（エビリファイ）
抗うつ薬	SSRI		エスシタロプラム（レクサプロ） セルトラリン（ジェイゾロフト） パロキセチン（パキシル） フルボキサミン（デプロメール，ルボックス）
	SNRI		ミルナシプラン（トレドミン） デュロキセチン（サインバルタ）
	NaSSA		ミルタザピン（リフレックス，レメロン）
	三環系抗うつ薬		クロミプラミン（アナフラニール） ノルトリプチリン（ノリトレン） アモキサピン（アモキサン）
	四環系抗うつ薬		マプロチリン（ルジオミール） ミアンセリン（テトラミド）
	その他		トラゾドン（レスリン，デジレル）
抗不安薬	ベンゾジアゼピン受容体作動薬		アルプラゾラム（コンスタン，ソラナックス） ロラゼパム（ワイパックス） エチゾラム（デパス） ブロマゼパム（レキソタン） ジアゼパム（セルシン，ホリゾン） クロチアゼパム（リーゼ） ロフラゼプ酸エチル（メイラックス）
	その他		タンドスピロン（セディール）
睡眠薬	ベンゾジアゼピン受容体作動薬	短時間型	ブロチゾラム（レンドルミン） トリアゾラム（ハルシオン） リルマザホン（リスミー） エチゾラム（デパス）…睡眠薬に分類されることあり
		(Z-drug)	ゾルピデム（マイスリー） ゾピクロン（アモバン） エスゾピクロン（ルネスタ）
		中から長時間型	ニトラゼパム（ベンザリン，ネルボン） フルニトラゼパム（サイレース，ロヒプノール）
		長時間型	クアゼパム（ドラール）
	その他		
	メラトニン受容体作動薬		ラメルテオン（ロゼレム）
	オレキシン受容体拮抗薬		スボレキサント（ベルソムラ）

抗不安薬，睡眠薬に関する服薬管理の問題

(1) ベンゾジアゼピン系薬剤の問題

現在，本邦で上市されている抗不安薬，睡眠薬のほとんどはベンゾジアゼピン系薬剤と称されるものです。

また，ゾルピデム酒石酸塩（先発名：マイスリー），ゾピクロン（先発名：アモバン），エスゾピクロン（先発名：ルネスタ）は構造式上，ベンゾジアゼピン骨格をもたず，" Z-drug" と称されており，ベンゾジアゼピン系骨格を有する薬よりは副作用は少ないとされてはいますが，脳内のベンゾジアゼピン受容体に作用する薬理機序は同一と考えてよいでしょう。

臨床上問題になることは，日中は抗不安薬として，夜間は睡眠薬として複数のベンゾジアゼピン系薬剤が使用されることで，依存形成や高齢者のせん妄などのリスクが高まることにあります。また，依然として誤解があるため，ここは強調したいところですが，ベンゾジアゼピン系薬剤は添付文書に記載されている用量であっても，長期服用により依存形成が起こります。そのため，世界保健機関（WHO）のプログラム[1]では，「（ベンゾジアゼピン系薬剤の使用期間は）30日を超えない短期間であるべき」と指針で結論づけています。

欧米ではすでに1990年代から本剤の依存が問題視されていましたが，本邦では知識の普及が遅れ，海外に比してその使用量が多いという現状があります。

また，腎機能障害のある患者さんでは高マグネシウム血症から呼吸抑制や致死的不整脈を引き起こす可能性もあるため，注意が必要です。

(2) ベンゾジアゼピン系薬剤をどのように調整するか

しかしながら，すでにベンゾジアゼピン系薬剤が長期に多剤併用投与がなされている患者さんに対し「依存」の問題を切り出し，一挙に中止することは（明らかにベンゾジアゼピン系薬剤による意識障害が出現している場合をのぞいて），患者さんの心理的抵抗から関係が破たんする可能性がある上，

表2　代表的なベンゾジアゼピン系薬剤のジアゼパム換算量

（稲垣 中，稲田俊也：第18回2006年度版向精神薬等価換算．臨床精神薬理，Vol.9：p.1446，2006より改変）

一般名	商品名	ジアゼパム換算
アルプラゾラム	ソラナックス，コンスタン	0.8
ブロマゼパム	レキソタン	2.5
クロナゼパム	リボトリール，ランドセン	0.25
ロラゼパム	ワイパックス	1.2
クロチアゼパム	リーゼ	10
ジアゼパム	セルシン，ホリゾン	5
エチゾラム	デパス	1.5
フルニトラゼパム	ロヒプノール，サイレース	1
ニトラゼパム	ベンザリン，ネルボン	5
トリアゾラム	ハルシオン	0.25
ブロチゾラム	レンドルミン	0.25
ゾルピデム	マイスリー	10
ゾピクロン	アモバン	7.5

離脱症状（焦燥感の増悪，けいれん）が生じるため，好ましいとはいえません。

漸減のしかたについてはWHOのプログラム[1]などいくつかの報告がありますが，「おおよそ数週の間隔をもって1/4から1/8量ずつ減量する」ことが推奨されています。現場では複数のベンゾジアゼピン系薬剤が投与されている事例も多く，たとえば表2にあるような，ジアゼパム（準先発名：セルシン，ホリゾン）量にいったん換算してみることも一案です[2]。

患者さんや家族としては「安定剤を長く服用していいのか」という不安と，「実際に薬を止めることができない」という両価的感情を抱いているものと考えられます。そこで，患者さんや家族に対し，「安定剤すべてをいきなり中止するのではなく，数週をかけてすこしずつ減量して整理していきましょう」という実行可能性のある提案をすることは，共通の治療目標を有するという点でも，意義があると思われます。

(3) ベンゾジアゼピン系薬剤に代替する薬があるのか

ベンゾジアゼピン系薬剤の減量の提案を行っても，患者さん自身から強い抵抗に遭遇するばかりでなく，むしろさらなる増量を要求される（「渇望」という依存症状の1つです）場面もしばしばみられます。そこで，ベンゾジアゼピン系薬剤に代替しうるものについて，残念ながら明らかなエビデンスのある薬はありませんが，以下の方法を紹介します。

①ラメルテオン（商品名：ロゼレム），スボレキサント（商品名：ベルソムラ）

ベンゾジアゼピン受容体に作用しない新たな薬理機序を有する薬として，とくにラメルテオンはその安全性の高さから注目を浴びています。呼吸抑制といったベンゾジアゼピン系薬剤特有の副作用が少ないという利点がありますが，即効性に乏しく患者さんの満足度が低いため，服薬アドヒアランスが維持されないという決定的な欠点があります。また，スボレキサントは悪夢といった副作用がみられ，依存性についてはゾルピデムと同等という報告もあることについても留意しておいたほうがよいでしょう。

まず，これら新規睡眠薬の導入ですが，いままで服用していたベンゾジアゼピン系睡眠薬に上乗せをそのまま行い，ベンゾジアゼピン系睡眠薬を1/4量ずつ数週間隔で漸減します。ただし，在宅医療の場面で最少含量剤形の1/4錠ずつ減量を行うことは現実的ではないため，その場合は半錠ずつ減らすことになるでしょう。

②鎮静系抗うつ薬，多元受容体標的抗精神病薬（MARTA）（保険適応外）

精神科臨床において，ベンゾジアゼピン系睡眠薬の多剤併用を防ぐため，熟睡効果が得られるトラゾドン塩酸塩（先発品：デジレル，レスリン），ミアンセリン塩酸塩（商品名：テトラミド），ミルタザピン（商品名：リフレックス，レメロン）といった「鎮静系抗うつ薬」や，抗精神病薬の1つであるクエチアピンフマル酸塩（先発名：セロクエル）を用いることがあります。具体的に，Z-drugも含めたベンゾジアゼピン受容体作動薬が投与されている場合，これらを1種類のみ残し，先の鎮静系抗うつ薬もしくはクエチアピンフマル酸塩を最少含量剤形の1/4から1/2量を夕食後もしくは寝る前に初期量として併用開始し，反応をみながら2錠程度まで増量する…というようなプロセスを処方医と共有されることをお勧めします。

鎮静系抗うつ薬は血中半減期（$t_{1/2}$）が長い（トラゾドン塩酸塩は6時間，ミアンセリン塩酸塩およびミルタザピンは20～30時間）ため，翌日の過眠が認められ，転倒リスクが高まるため，上記に示したように最少含量の剤形の半量程度から始めることが推奨されます。

③ $\alpha_2\delta$ 受容体リガンド（保険適応外）

患者さんの中には十分にベンゾジアゼピン系薬剤が使用されているにもかかわらず，不安を訴え，日中にさらにベンゾジアゼピン系抗不安薬の服薬を希望する人がいます。ガバペンチン（商品名：ガバペン），プレガバリン（商品名：リリカ），ガバペンチン エナカルビル（商品名：レグナイト）はそれぞれ，てんかん，神経障害性疼痛，むずむず脚症候群の保険適応となっていますが，薬理機序は同一であり，ガバペンチン エナカルビルはガバペンチンを徐放性腸溶剤にしたものです。

これら $\alpha_2\delta$ 受容体リガンドが抗不安作用を有することが明らかになっています[3]。文献上ではガバペンチン，プレガバリンとも大量投与下での報告ですが，これらの薬がふらつき，転倒を起こす可能性がすでに添付文書上で喚起されていることや，在宅患者さんの多くが高齢であることを考えると，ガバペンチンは200 mg，プレガバリンは25 mgといった最少含量の剤形を不安時として使用してみることを処方医と相談してもよいでしょう。なお，これらの薬が患者さんの不安の訴えに奏功していた場合は，不安の原因が「むずむず脚症候群」もしくは「アカシジア」である可能性があります。

不安を訴えたときは，ドパミン D_2 受容体遮断作用を有する制吐剤や抗精神病薬が長期に投与されていないかどうかを確認してください。

（4）ベンゾジアゼピン系薬剤を中止することができるのか

昨今，ラメルテオン，スボレキサントのプロモーション活動が活発になされ，「ベンゾジアゼピン系薬剤は好ましい薬ではない」という考え方がようやく本邦でも浸透しつつあります。しかしながら精神科医の多くは「睡眠に対して即効性が高いベンゾジアゼピン系薬剤をすべて中止することは難しい」という感想も抱いています。

　したがって，ゴールとしては，Z-drugを含むベンゾジアゼピン受容体作動薬が複数種類処方されていた場合，鎮静系抗うつ薬や抗精神病薬を併用しつつ，長い期間をかけてベンゾジアゼピン系薬剤を1種類程度までに整理できればそれでよい，と考えられています。

抗うつ薬に関する服薬管理の問題

(1) なぜ抗うつ薬が処方されていたのか，SSRI/SNRIは安全なのか

　在宅の患者さんの中には明らかなうつ病の既往がないのに，パロキセチン塩酸塩水和物（先発名：パキシル），フルボキサミンマレイン酸塩（先発名：デプロメール，ルボックス），塩酸セルトラリン（先発名：ジェイゾロフト）といった選択的セロトニン再取り込み阻害薬（SSRI），もしくは，ミルナシプラン塩酸塩（先発名：トレドミン），デュロキセチン塩酸塩（商品名：サインバルタ）といった，セロトニン・ノルアドレナリン再取り込み阻害薬（SNRI）が投与されていることがあります。この場合，その処方意図として以下の状況を推測します。すなわち，

- うつ病ではないが，患者さんが「少し気が落ちこむ」と述べたとき，安易にSSRI/SNRIが処方されてしまった
- 「神経障害性疼痛に新規抗うつ薬が効く」という情報を医師が聞き，投与がなされた

というものです。在宅医療で遭遇する患者さんはほとんどが高齢であり，加齢によりストレス耐性が低下し，若年時に比べ愁訴が多くなる傾向にあります。その症状に対し，「副作用が少なくて安全」と宣伝されているSSRI/SNRIが投与されていた，いう事例によく遭遇します。

　しかし，ここで強調しておきたいことですが，「SSRI/SNRIは副作用が少ない」ということは決してありません。とくに本剤は高齢の患者さんに大量

に用いることで，「セロトニン症候群（ミオクローヌス，微熱，頻脈，多汗，せん妄）」という致命的な副作用が生じることがあります。また，SSRI/SNRIに限ったことではありませんが，抗うつ薬とSNRI作用を有するトラマドール塩酸塩（商品名：トラマール，ワントラム）の併用は，本症候群のリスクを高めます。

また，SSRI/SNRIはCytochrome P450（CYP）を阻害し，併用薬の血中濃度を上昇させる可能性があります。とくにフルボキサミンマレイン酸塩は多種のCYPの亜型を阻害するため，たとえば，ワルファリンカリウム（準先発名：ワーファリン）やジゴキシン（局方収載）を併用していた場合，出血性亢進やジゴキシン中毒といった重篤な副作用を惹起させかねません。

さらに，SSRI/SNRIにおいてもベンゾジアゼピン系薬剤同様に，その薬を急速に中断することでけいれん，ミオクローヌス，刺激過敏性といった離脱症状が生じます。また，神経障害性疼痛に対し，確かに三環系抗うつ薬やSNRIの有効性が報告されてはいますが，残念ながらSSRIに関してはエビデンスに乏しいとされます。

以上を踏まえると，実はおそらく在宅場面において本当に抗うつ薬が必要なのは，以下のような患者さんではないかと考えられます。

- 再発をくり返すうつ病の既往がある
- 神経障害性疼痛に関し，抗うつ薬の反応性がある
- ベンゾジアゼピン系薬剤の多剤併用化を避けるため，いわゆる「鎮静系抗うつ薬」を用いる必要がある

（2）抗うつ薬をどのように減量するか

確かに，再発をくり返すようなうつ病の既往のある患者さんにおいては，ある程度の量の抗うつ薬が必要です。しかしながら，高齢の患者さんに三環系抗うつ薬を漫然と投与することは，せん妄のリスクを高めるという危険性があります。では，うつ病の既往のある患者さんに対して，どの程度

の期間，抗うつ薬を服薬してもらえばよいのでしょうか。

『日本うつ病学会治療ガイドライン』[4]では，「再発例では2年以上にわたる抗うつ薬の維持療法が強く勧められる」と一応の目安を述べています。そのような再発をくり返す難治性のうつ病患者における抗うつ薬の調節は，やはり精神科医に依頼を行うべきと考えますが，逆にいえば過去1回のうつ病エピソードで，すでに2年以上抗うつ薬を服薬している人については，抗うつ薬の漸減・中止のよい機会かもしれません。

具体的には，抗うつ薬は突然の中止により離脱症候群が生じるため，その減量法はベンゾジアゼピン系薬剤と同様，「1/4から1/8量ずつ，数週間をかけて減らしていく」というやり方になります（明らかな意識障害や重篤なセロトニン症候群が生じている場合はのぞきます）。

このような漸減は「抗うつ薬を低用量でも維持すべき患者さんか，中止してもよい患者さんか」という判断が慎重にできるというメリットもあります。

抗精神病薬に関する服薬管理の問題

在宅医療における抗精神病薬は，本来の適応たる統合失調症ではなく，認知症患者さんの不穏，興奮もしくはせん妄に対して使用されている事例がほとんどではないか，と思われます。

社団法人日本老年医学会の『高齢者の安全な薬物療法ガイドライン』[5]では，認知症患者さんの問題行動に対する抗精神病薬の使用を積極的には推奨していません。確かに，抗精神病薬はパーキンソニズムによる誤嚥，ふらつきによる転倒リスクを高めるかもしれませんが，夜間不穏で困っている家族を前に，「副作用を回避するため」と何もしないというわけにはいきません（ちなみに同ガイドラインでは認知症の問題行動に対しては抑肝散を推奨しています。とてもよい薬だと思いますが，本剤だけで興奮が収まらない患者さんがいることも事実です）。抗精神病薬の使い方を記載することは本項の趣旨とは違いますが，それぞれの抗精神病薬の性質を理解しつつ，患者さんの観察を行うことは意義があると思われます。

（1）抗精神病薬の分類と薬理，使い分け

抗精神病薬の薬理学的な説明は非常に複雑で，紙面の関係上，そのすべてを本書で説明することは困難であるため，ポイントをしぼって以下に述べます。詳細は，他書を参照してください。

まず，現在でも一線で活躍しているハロペリドール（準先発名：セレネース）とクロルプロマジン塩酸塩（局方収載，商品名：コントミンなど）についてですが，その効果の違いは「ハロペリドールのほうがクロルプロマジン塩酸塩に比してドパミンD_2受容体遮断作用が強いため，抗幻覚・妄想に優れ，血圧低下のリスクも少ないが，鎮静作用は弱く，パーキンソニズムが生じやすい」というように考えていただければよいでしょう。

これら旧来の抗精神病薬（第1世代抗精神病薬）を改良し，副作用としてのパーキンソニズムを少なくしたものが「第2世代抗精神病薬」と称され，ハロペリドールの改良型がリスペリドン（先発名：リスパダール），クロルプロマジン塩酸塩の改良型がクエチアピンフマル酸塩（先発名：セロクエル），オランザピン（商品名：ジプレキサ）とされています。しかしながら必ずしも，第2世代抗精神病薬すべてが第1世代抗精神病薬に比してパーキンソニズムが少ないというわけではありません。確かに，リスペリドンはハロペリドールに比してパーキンソニズムの出現頻度は少ないかもしれませんが，ドパミンD_2受容体遮断の力はハロペリドールと同様に強く，パーキンソニズムがまったく出現しないわけではありません。

これらドパミンD_2受容体遮断親和性が高い薬（ハロペリドール，リスペリドン）を「高力価抗精神病薬」，ドパミンD_2受容体遮断親和性が低い薬（クロルプロマジン塩酸塩，クエチアピンフマル酸塩）を「低力価抗精神病薬」と称します。低力価抗精神病薬（とくにクロルプロマジン塩酸塩）は交感神経α受容体遮断作用を強く有するため，鎮静作用と同時に，起立性低血圧が生じる可能性があります。

このような歴史的流れから，認知症の問題行動もしくはせん妄患者さん

において，「幻覚，妄想が優位にある場合はリスペリドン，夜間の鎮静をさせたいときにはクエチアピンフマル酸塩」という使い分けが精神科領域でされるようになりました。

また，オピオイド誘発性の吐き気に対するオランザピン，低活動性せん妄にアリピプラゾール（商品名：エビリファイ）という文献報告もありますが，その薬理的機序については字数の都合上，割愛させていただきます。

（2）抗精神病薬使用中の患者さんについての注意点 ～副作用が生じたときにどのように対応するか～

まず，抗精神病薬を服用している患者さんで注意しておくべきは，パーキンソニズム，それも筋硬直といった典型的な症状ではなく，「アカシジア（下肢のむずむず感と落ち着きのなさ）」の有無です。

向精神薬服用によるふらつきは目立つものですが，アカシジアについては患者さんにとって非常につらい症状であるにかかわらず，見過ごされやすいものの1つです。

抗精神病薬のみならず，ドパミンD_2受容体遮断作用を有する制吐薬（プロクロルペラジンマレイン酸塩（商品名：ノバミン），メトクロプラミド（準先発名：プリンペラン），およびドンペリドン（先発名：ナウゼリン）が投与されている患者において，「1日中動き回っている」，「起きる元気がないのに，周囲から制しても何度も起きようとする」といった症状が強く出た場合，「身の置き所がない」などという抽象的な判断，表現をせず，積極的にアカシジアを疑いましょう。非常にやっかいなことにこのようなドパミンD_2受容体遮断作用を有する制吐薬と抗精神病薬が同時に処方されているケースがたびたびみられます。同じ薬理作用を有する薬を同時処方することは副作用のリスクを高めるだけです。基本的に，夜間に抗精神病薬が投与されていれば，制吐作用として十分です。これで吐き気が治まらないということは，消化器もしくは中枢に解剖学的に吐き気が誘発される病変が存在するか，副作用として吐き気がある薬を服薬しており，その感受性が高まっている可能性があります。

アカシジアが疑われる場合，クロナゼパム（商品名：ランドセン，リボトリール），ガバペンチン，ガバペンチン エナカルビル，ロチゴチン（商品名：ニュープロ）を用い奏功した場合，その疑いは非常に濃厚です。

副作用の一番の治療は当該薬の服薬の中止ですが，せん妄や認知症の問題行動が活発な場合，比較的パーキンソニズムが生じにくい抗精神病薬であるクエチアピンフマル酸塩や鎮静系抗うつ薬，気分安定作用を有する抗てんかん薬への置換を検討すべきでしょう。

抗精神病薬は誤嚥性肺炎や筋固縮による廃用を促進するリスクもあるため，ハロペリドールやリスペリドンといった高力価抗精神病薬を用いるとしても，可能な限り少量にとどめることが望ましいと考えます。また，SSRI/SNRIも薬理学的にパーキンソニズムを起こすため，一時期流行した「SSRI/SNRIの吐き気に対してスルピリド（先発名：アビリット，ドグマチール，ミラドール）」というものは長期的にはアカシジアを強めるだけで望ましいとはいえません（ドグマチールの制吐作用はドパミンD_2受容体遮断によるものです）。先に述べたように本当にSSRI/SNRIが必要かどうかを疑いましょう。

また，オランザピン，クエチアピンは糖尿病の既往のある患者さんには禁忌です。

抗てんかん薬に関する服薬管理の問題

在宅医療の場面で，ときに抗てんかん薬が処方されていることがあります。

これは，脳卒中後および転移性脳腫瘍など脳器質疾患によるけいれん予防，もしくは認知症に関連した問題行動，ときに鎮痛補助薬として用いられているようです（もともと抗てんかん薬の気分安定化作用については双極性障害，すなわち躁うつ病に対して保険適応があるのですが，転じて認知症の興奮に使用されているという現状があります）。

表3に各種の抗てんかん薬の副作用，気分安定作用の有無，血中濃度測

表3　主な抗てんかん薬の副作用，気分安定作用の有無，血中濃度測定の必要性の有無
©佐伯吉規

一般名	先発名等	血中濃度測定の可否	双極性障害（躁うつ病）における気分安定薬としての使用	鎮痛補助薬としての使用	副作用・留意点
カルバマゼピン	テグレトール	○	○	○	薬疹 好中球減少 CYP3A4誘導
ゾニサミド	エクセグラン				幻覚・妄想
フェニトイン	アレビアチン ヒダントール	○			小脳症状 CYP3A4誘導
バルプロ酸ナトリウム	デパケン セレニカ	○	○	○	高アンモニア血症
フェノバルビタール	フェノバール	○			鎮静作用 CYP3A4誘導
ガバペンチン	ガバペン			○	眠気
トピラマート	トピナ				
ラモトリギン	ラミクタール		○		薬疹（特にバルプロ酸ナトリウムとの併用時に頻度上昇）
レベチラセタム	イーケプラ				

定の必要性の有無などについてまとめました。臨床場面で問題となるのは，長期間にわたって抗てんかん薬が投与されていながらも，血中濃度が測定されていなかった場合です。

フェニトイン（商品名：アレビアチン，ヒダントール）は，非可逆的な小脳症状を起こすことがあります。また，バルプロ酸ナトリウム（先発名：デパケン，セレニカ）が投与されている場合，ときに血中アンモニア値が上昇しますので適宜，測定することを医師に勧めてください。

また，抗てんかん薬の治療濃度域というのは「特発性てんかん」を疾患対象としており，脳器質性疾患にともなうてんかんや，気分安定作用に関する治療濃度域を指しているわけではありません。つまり，少量の投与で，認知症患者さんの情動が安定していれば増薬をする必要はまったくありません。

コツとわざ

- 向精神薬の服薬管理においてはまず，処方意図を確認することが重要です。ただし，患者さんや家族への十分な配慮が必要です。
- すでにベンゾジアゼピン系薬剤が長期に多剤併用投与がなされている患者さんに対し「依存」の問題を切り出し，一挙に中止することは（明らかにベンゾジアゼピン系薬剤による意識障害が出現している場合をのぞいて）患者さんの心理的抵抗から関係が破たんする可能性がある上，離脱症状（焦燥感の増悪，けいれん）が生じるため，好ましいとはいえません。漸減のしかたについてはWHOのプログラムなどいくつかの報告がありますが，「おおよそ数週の間隔をもって1/4から1/8量ずつ減量する」ことが推奨されています
- 再発をくり返すようなうつ病の既往のある人においては，ある程度の量の抗うつ薬が必要ですが，高齢の患者さんに三環系抗うつ薬を漫然と投与することは，せん妄のリスクを高めるという危険性があります。過去1回のうつ病エピソードで，すでに2年以上抗うつ薬を服用している患者さんについては，抗うつ薬の漸減・中止のよい機会かもしれません。
- 抗精神病薬を服薬している患者さんで注意しておくべきは「アカシジア（下肢のむずむず感と落ち着きのなさ）」の有無です。向精神薬服薬によるふらつきは目立つものですが，アカシジアについては患者さんにとって非常につらい症状であるにかかわらず，見過ごされやすいので注意してください。
- 抗てんかん薬の治療濃度域というのは「特発性てんかん」を疾患対象としており，脳器質性疾患にともなうてんかんや，気分安定作用に関する治療濃度域を指しているわけではありません。少量の投与で，認知症患者さんの情動が安定していれば増薬をする必要はまったくありません。

フェノバルビタール（局方収載，商品名：フェノバールなど）やフェニトインは治療域と中毒域が狭く，頻回に血中濃度を測定する必要があり，在宅高齢患者さんには管理が難しいと思われます。とくにフェノバルビタールは呼吸抑制や意識障害が生じる可能性が高く，あまり適切な薬とはいえません。ゾニサミド（先発名：エクセグラン）は中毒域でなくても，幻覚・妄想といった副作用があります。これらの薬については，まずは本当にその薬の継続が必要なのか（脳器質性疾患によるてんかんについては，けいれん発作の既往があった場合は適応となりますが，実は予防的投与としての意義については意見が分かれるようです）を医師に判断してもらった上で，比較的副作用の少ないレベチラセタム（商品名：イーケプラ）を上乗せしつつ，反跳作用が生じないよう，1～2週間の間隔を空けて1/4量ずつ漸減，中止とし，レベチラセタムに置換をしたほうが好ましいかもしれません。なお，同剤は剤形が大きいため，嚥下が難しい患者さんに対して難点があります。

また，カルバマゼピン（準先発品：テグレトール），フェニトイン，フェノバルビタールはCYP3A4を誘導するため，他併用薬の血中濃度を低下させる可能性があることも留意してください。

参考資料

1) World Health Organaization：Programme on Substance Abuse；Rational Use of Benzodiazepines. 1996, Available from：
https://www.erowid.org/pharms/benzodiazepine/benzodiazepine_info1.pdf
2) 稲垣 中，稲田俊也：第18回2006年度版向精神薬等価換算．臨床精神薬理，Vol. 9：pp.1443-1447, 2006
3) Mula M, *et al*：The role of anticonvulsant drugs in anxiety disorders：a critical review of the evidence. *J Clin Psychopharmacol*, Vol. 27：pp.263-272, 2007
4) 日本うつ病学会 気分障害の治療ガイドライン作成委員会：日本うつ病学会治療ガイドライン Ⅱ．大うつ病性障害 2012．Ver. 1. 2012, Available from：
http://www.secretariat.ne.jp/jsmd/mood_disorder/img/120726.pdf
5) 日本老年医学会，日本医療研究開発機構研究費・高齢者の薬物治療の安全性に関する研究研究班 編集：高齢者の安全な薬物療法ガイドライン 2015，メジカルビュー，2015

MEMO

Q20 在宅ケアとはどのようなものでしょうか。病院で行う入院治療と何が違うのでしょうか。

A 在宅ケアとは簡単にいえば，「治す医療・ケア」ではなく「支える医療・ケア」です。
在宅ケアでは緩和ケアがとても大きな意味をもっています。

在宅ケアは「支えるケア」

入院と在宅ケアの違いは図1に示すような利点と欠点が交差する関係にあります。入院ではその状況を医療者が把握しやすく対処もしやすいという利点がありますが，家のように患者さんが好きなときに好きなことをすることは難しく，家族も十分にケアに参加することができないという欠点があります。

在宅では，それらが交差するようになります。それぞれの利点，欠点を考慮し患者さん本人，家族にとって，その時点での最良の場の選択をしてもらうことが大切です。

家族やケア提供者への看取り教育が大切

在宅ケアでは，自宅での「看取り」という視点での患者さんと家族のケアも必要になります。

患者さんにとっては，病棟は，無理とは知りつつも回復（退院）を願い，自分の本当の住処ではない仮の住処で生活（入院）されているという思いの

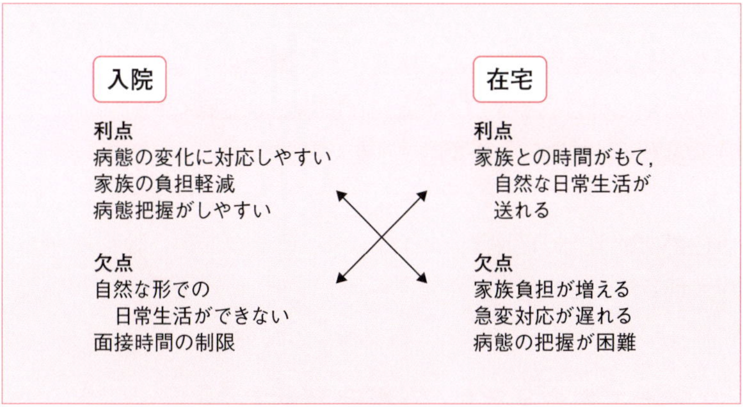

入院

利点
病態の変化に対応しやすい
家族の負担軽減
病態把握がしやすい

欠点
自然な形での
　日常生活ができない
面接時間の制限

在宅

利点
家族との時間がもて，
　自然な日常生活が
　送れる

欠点
家族負担が増える
急変対応が遅れる
病態の把握が困難

図1　**施設における緩和ケアの利点，欠点**
それぞれの利点，欠点を患者さんと家族に十分に説明し，その時点での患者さんと家族の希望に沿って選択してもらうことが大切です。

場所であるケースも少なくありません。つまり，患者さんは病院では，あくまで「お客（Guest）」であり，医療者が「主人（Host）」になっています。

それに比べて自宅は，本人にとって本当の住まいであり「自分の城」です。自宅では，患者さんと家族が主人であり，訪問する医療者がお客になります。そこが大きく違うところです。

家族にとっても，病院ではお客として見舞いに行くため，患者さんへの介護を積極的に行うことは少ないのですが，自宅では，自分たちの城で患者さん（＝家族）に対して，精一杯の介護をして大切なときを一緒に過ごすことができるのです。そのため，在宅ケアでは病院以上に看取りに関してのケア，つまり「看取り教育」が大切になります。

ただし，看取りの経過は図2に示すように疾患により異なり，たとえば，がんの看取りの経過は，状態が安定したようにみえても緩やかな下降線できて，どこか1点で急に増悪する経過をとることが多くなる一方，慢性の心・呼吸器疾患では，増悪と寛解をくり返しながら低下していきます。また，神経難病，認知症，老衰ではゆっくりと継続して低下していきます。したがって，看取りの過程の中で家族に対しては，

①身を引く（摂食量が落ちる，寝ている時間が長くなる）
②最後の踏ん張り（残っている蛋白を燃焼させて輝く）
③呼吸変化（死前喘鳴，下顎呼吸）を経て旅立つ

という自然な旅立ちの過程について，タイミングをみて教育指導していくことが大切です。

在宅ケアを支えるしくみを理解する

病院では慢性疾患の患者さんでも医療保険での請求のみで対応しています。しかし，在宅医療では医療保険だけで支えることはかかる費用と請求できる診療報酬のバランスの上では不可能で，介護保険の利用が必要不可欠となってきます。この医療保険と介護保険の組み合わせと，包括ケアシステムとよばれるケアマネジャーをはじめとする地域の多職種在宅ケアチームとの連携によって在宅ケアは行われています。

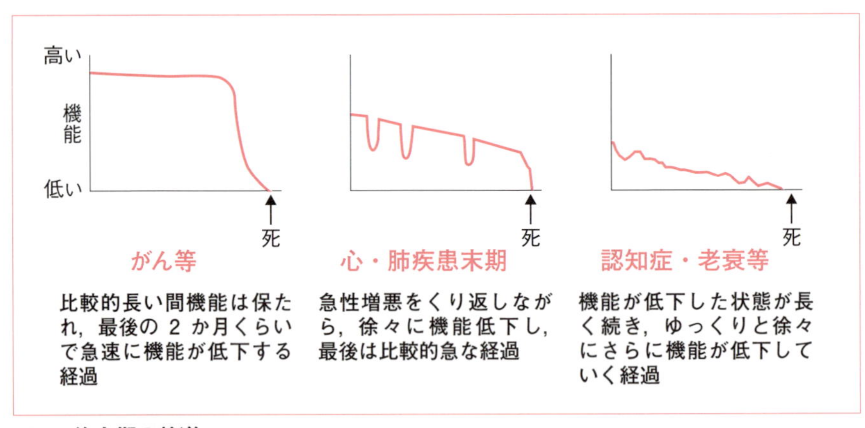

図2　**終末期の軌道**
がん末期の終末期の気道の特徴を理解し，タイミングを逸することなく看取り教育をしていくことが大切です。
（Lynn J：Serving patients who may die soon and their families, *JAMA*, Vol.285 No.7, 2001より引用）

また，とくに医療依存度の高い患者さんの在宅ケアへの移行では，在宅での患者さんのかかりつけ医にそのチームの船頭を務めてもらう必要があります。病院からの移行に関しても，病院の主治医（または緩和チーム）から地域の在宅ケアチームへ，顔のみえる連携でつないでもらうために，かかりつけ医にスムーズな病診連携を行ってもらう必要があります。

病院では患者さんの病態を把握し治療することが役割ですが，在宅ケアでは，家族ケアを含めた患者さんと家族の生活をみるという視点が必要になります。在宅に移行するための準備では，図3に示すように在宅医療は，「家族と楽しく過ごすことを支える医療である」という根本原理から，

・支えるための体制づくり
・楽しく過ごすための症状緩和，環境整備，緊急時対応の充実

などが必要になります。

とくにがん末期では，時間がない，医療依存度が高いなどから，在宅チームのメンバーどうしの顔のみえる連携体制が必要不可欠です。また，急な変化が起こりやすい，家族の不安，看取りなどの対応として，急な変化，家族の不安に対応できるように緊急時対応（後方ベット確保）が必要であり，

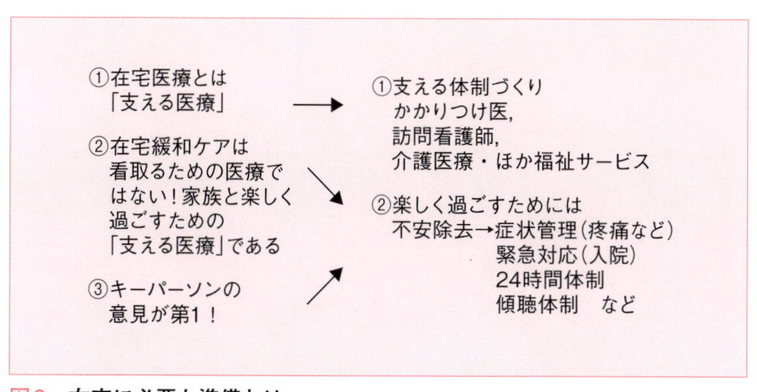

図3　在宅に必要な準備とは
準備に必要な要点を理解して，在宅に移行することが大切です。

コツとわざ

在宅という環境で症状を管理する場合の特徴と注意点がいくつかあります。症状緩和が必要な症状は呼吸困難，疼痛，便秘，むくみ，だるさ，腹水，下血，吐血になります。

とくに在宅ケアの場合は，症状管理というよりむしろ症状緩和法が重要であることも忘れてはいけません。それは，具体的には以下のようなことを指します。

①家族による「手当て」がいちばん大切であり有効であること。その「手当て」こそが医療看護の原点であり，またそれを家族ができるところが在宅ケアのすばらしいところでもあります。

②入浴，散歩，マッサージなどのリラクゼーションが比較的，患者さんの意思に沿ってできること。

③本人の嗜好（飲酒等），趣味などを自由にできること。これらによって症状が緩和されている症例を在宅ケアの現場ではよく経験します。

緩和法は必須になりますので他書を参考にしてください。

患者さんの家族への看取りに関する教育（看取り教育）が大切になります。

MEMO

Q21 オピオイド処方時の服薬管理のポイントについて，教えてください。

A がんにともなう痛みに適切に対応することは，患者さんの生活の質を保つ上で非常に重要です。オピオイド処方時には，オピオイドの処方理由を確認した上で適切なオピオイドを選択し，迅速に副作用に対応することが必要です。

痛みを訴える患者さんに対しては，痛みの部位や性質から疼痛の原因を推測し，NRS（numerical rating scale）やフェイススケールを用いて痛みの強さを評価し，痛みが患者さんの生活におよぼす影響を評価するといった一連のアセスメントを行う必要があります。

痛みのアセスメントを行い，オピオイドの処方理由を確認する

痛みの治療においては，まずは痛みに妨げられずに夜間にしっかり睡眠をとることができること，続いて安静時の痛みが緩和されること，最終的には体動時の痛みが緩和されること，というように段階的な目標を設定しながら治療を進めていきます。

WHO方式がん疼痛治療法においては，次の項目が原則として提唱されています。

①経口投与を基本とすること
②時刻を決めて，規則正しく投与すること
③痛みの強さに応じた鎮痛効力の薬を投与すること
④患者さんごとに適した量の薬を投与すること
⑤副作用対策，突出する疼痛への対応，必要に応じて補助薬を投与するなどの配慮を行うこと

がんにともなう痛みの治療の第1段階としては非ステロイド性抗炎症薬（NSAIDs）やアセトアミノフェンが投与されますが，これらの薬で緩和されないような強い痛みに対しては，医療用麻薬（オピオイド）の導入を検討します。

したがって，オピオイドの服薬管理にあたっては，まずオピオイドが処方されている理由を確認することが求められます。

オピオイドの投与のしかた

オピオイドを投与する際には，定時に用いる徐放剤と，定時薬の間で疼痛が増強した際に使用するための速放剤（レスキュー）を組み合わせて処方します。定時薬とレスキューは同一の薬を用いることが望ましいとされ，1回のレスキューの量は1日分の定時薬の1／6を目安として設定します。

がん性疼痛で処方されるオピオイド

がん性疼痛に対して使用できるオピオイドとしてさまざまな薬が存在し，患者さんに応じて適切な薬を選択します。

（1）モルヒネ

モルヒネ（徐放剤：MSコンチン，MSツワイスロン，カディアンスティッ

ク，モルペス，パシーフ，カディアンカプセル，ピーガード，速放剤：オプソ，坐剤：アンペック）は，オピオイド受容体（μおよびκ）に作用するオピオイドで，経口剤・坐剤・注射剤と剤形が豊富であり，患者さんの状態に適した剤形を選択することができます。ただし，腎機能障害があると代謝産物であるモルヒネ-6-グルクロニド（M6G）は体内に蓄積し，眠気や鎮静，呼吸抑制を生じる危険性が高まるため注意が必要です。

がん性疼痛だけでなく，がんにともなう呼吸困難を緩和するためにも用いられる薬です。

（2）オキシコドン塩酸塩水和物

オキシコドン塩酸塩水和物（徐放剤：オキシコンチン，オキシコドン徐放カプセル「テルモ」，速放剤：オキノーム）は，オピオイド受容体（μおよびκ）に作用するオピオイドであり，活性代謝物がほとんどないことから腎機能障害のある患者さんに対しても比較的安全に使用することができます。徐放剤で5 mgと比較的低用量の剤形があるため，オピオイドの導入の際にも有用な薬です。

（3）フェンタニル，フェンタニルクエン酸塩

フェンタニル（経皮吸収製剤：デュロテップ，フェンタニル3日用，ワンデュロ），フェンタニルクエン酸塩（粘膜吸収製剤：アブストラル，イーフェン，経皮吸収製剤：フェントス）は，脂溶性の高い合成オピオイドであり，主にオピオイドμ受容体に作用します。

経皮吸収タイプの徐放剤は内服が困難な患者さんに対しても有用です。近年発売された即効性オピオイドは口腔粘膜から吸収され，速やかに血中濃度が上昇するため，突出痛に対するレスキュー薬として注目されています。

（4）タペンタドール塩酸塩

タペンタドール塩酸塩（徐放剤：タペンタ）は，オピオイドμ受容体活性

とノルアドレナリン再取り込み阻害作用を併せもつ薬であり，神経障害性疼痛に対する鎮痛効果が期待されています。徐放製剤のみであるため，他のオピオイドの速放剤をレスキュー薬として使用します。

オピオイドの主な副作用

オピオイドの主な副作用としては，①便秘，②悪心・嘔吐，③眠気があげられます。

(1) 便秘

オピオイドは消化管の蠕動を抑えるためにしばしば便秘をきたします。耐性は形成されず，副作用対策として浸透圧性下剤（酸化マグネシウム）や，大腸刺激性下剤（センノシド，ピコスルファートナトリウム水和物など）を投与します。

(2) 悪心・嘔吐

オピオイドの導入直後や増量が行われた際には，延髄の化学受容器引金帯の刺激や胃内容停滞，ヒスタミン受容体刺激などにより，悪心・嘔吐が誘発されます。

嘔吐中枢抑制をもつ制吐薬（クロルプロマジン塩酸塩，ハロペリドール）や，消化管運動亢進作用をもつ制吐薬（メトクロプラミド）を用いて対応しますが，数日から2週間程度で耐性が形成されるため，漫然と制吐薬が投与されないように留意します。

(3) 眠気

眠気は投与初期や増量時にしばしばみられる副作用です。過量でなければ比較的早期に耐性を生じるため軽快しますが，その間は運転を控えるなどの指導が必要となります。

過量による眠気が疑われる場合には，疼痛の程度を観察しながら20%程

コツとわざ

- オピオイドの服薬管理にあたっては，まずオピオイドが処方されている理由を確認することが求められます。
- オピオイドの主な副作用としては，①便秘，②悪心・嘔吐，③眠気があげられます。
- いずれの副作用もマネジメントが難しい場合には，別のオピオイドへの切り替え（オピオイドスイッチング）を検討します。

度ずつオピオイドの投与量を減量します。

いずれの副作用もマネジメントが難しい場合には，別のオピオイドへの切り替え（オピオイドスイッチング）を検討します。

とくにオピオイドの導入時に不快な副作用を経験すると，患者さんがオピオイドを使用することに抵抗感をもち，以降の疼痛マネジメントに支障をきたす場合があるため，副作用に対する迅速な対応が望まれます。

MEMO

Q22 漢方製剤処方時の服薬管理のポイントについて，教えてください。

A それぞれの医療機関で漢方薬を処方されている患者さんは，自ずと多剤で，量も多くなり，服薬アドヒアランスは低下してしまいます。調整のコツとしては，やや専門的な知識を必要としますが，たとえば八味地黄丸と牛車腎気丸のような似た作用の薬を整理することです。

また，小柴胡湯＋五苓散＝柴苓湯，小柴胡湯＋半夏厚朴湯＝柴朴湯のように，異なる漢方薬が最初から混合された医療用漢方エキス顆粒が存在します。こうした漢方薬の処方で，処方される漢方薬全体の減量を図ることができます。

さらに，いまいちばん困っている症状・疾患にターゲットをしぼり，それに対応する漢方薬のみにする方法もあります。

在宅医療における漢方薬の処方の目的

在宅医療において，漢方薬の処方の目的は，「患者さんがその人らしく“生きる”ことを支え，満足度の高い生活を送ることを可能にし，そして患者さん・家族・医療介護者の生活をも支えること」です[1)]。

そして，その治療の基本となる考え方は，「病気」の状態を身体の中のバランスの偏りと考えており，「治療」はそのバランスを回復させることにあります。すなわち，熱すぎる状態は冷やし，冷えすぎているものは温める。足りないもの（エネルギーや血液・栄養など）は補い，過剰にあるもの（水分や病原菌など）は取り除く。湿っているものは乾かし，乾きすぎているものは潤してやる。また，流れが滞っている場合（エネルギーや血液・水分など）はスムーズにしてやるというような方法です[2)]。こうしたことを基本的に考えながら，いくつかの生薬を組み合わせて，1つの方剤（処方）をつくり，患者さんに処方します。

処方のしかたには，個々の患者さんに応じて生薬を混ぜ，方剤をつくっ

表1　疾患・症状に対しての漢方薬処方例

（山口竜司：在宅漢方－生活を支える漢方－，漢方と最新治療，Vol.23，No.4（2014）p.351表より引用）

認知症 アルツハイマー型 レビー小体型	抑肝散（抑肝散加陳皮半夏） ＋桂枝茯苓丸	抑肝散（抑肝散加陳皮半夏） ＋六君子湯（副作用としての消化器症状の軽減）
COPD	麦門冬湯	補中益気湯
慢性気管支炎 発作時 安定期	麻杏甘石湯（or五虎湯,小青竜湯） 補中益気湯	参蘇飲（or神秘湯） 六君子湯
慢性心不全	真武湯（＋桂枝茯苓丸）	附子理中湯＋五苓散
慢性腎機能障害	八味地黄丸	牛車腎気丸
食欲不振	六君子湯	六君子湯＋補中益気湯（or十全大補湯, 帰脾湯（加味帰脾湯），人参養栄湯）
胃炎，口内炎	半夏瀉心湯	六君子湯 （or十全大補湯，人参養栄湯）
便秘症	麻子仁丸or潤腸湯	大建中湯＋麻子仁丸or潤腸湯
軟便・下痢症	五苓散	真武湯＋人参湯（＋ブシ末）
頻　尿	八味地黄丸（or牛車腎気丸）	
尿失禁	八味地黄丸（or牛車腎気丸） ＋補中益気湯	
慢性膀胱炎	猪苓湯	
動脈硬化が強い 老年精神病	釣藤散＋桂枝茯苓丸	
腰　痛	八味地黄丸（or牛車腎気丸） （＋ブシ末）	八味地黄丸（or牛車腎気丸）＋桂枝茯苓丸（or苓姜朮甘湯，十全大補湯）
膝関節痛	疎経活血湯＋十全大補湯 （＋ブシ末）	当帰四逆加呉茱萸生姜湯 ＋防已黄耆湯
神経障害性疼痛	抑肝散（抑肝散加陳皮半夏）	四逆散＋香蘇散
帯状疱疹後疼痛	四逆散＋香蘇散	
糖尿病性神経症	八味地黄丸（or牛車腎気丸）	

て治療する方法と，すでに調合された医療用漢方エキス製剤で治療する方法があります。日本の保険診療では主に後者が行われています。

とくに在宅医療における漢方処方で多いのは,「生活の基本」を,「食う」（消化吸収を含めての食べる）,「寝る」（精神・身体を休めることも含めて寝る），「出す」（排尿と排せつ）と考え，それらを改善させることを目的にした漢方処方です[1]。表1に具体的な症状・疾患で使われる漢方薬を示しました[1]。このほかにも，術後の腸閉塞予防に大建中湯，抗がん薬のしびれ対策に牛車腎気丸，抗がん薬・放射線治療による副作用の軽減に十全大補湯などが使用されており，漢方薬の応用範囲は広がってきています。

漢方薬は，上記のように「○○病」には「△△湯」などで処方されることもあります。しかし，一般的には，患者さんの症状や顔色・脈・舌・腹などの全身状態を診て，「証」を決め，それに対する漢方薬を処方します。詳細は成書を参照してください[3]。

こうした考え方で処方すると，たとえば，八味地黄丸という薬は，「腎虚」という体質・病態の患者さんに用いる処方ですが，その患者さんの高血圧，前立腺肥大，腰痛，白内障，耳鳴，糖尿病，認知症といった持病がすべて「腎虚」によるものであるなら，処方は八味地黄丸１つで済むのです。

あるいは，咳・痰・吐き気・発熱・食欲不振といった症状のある気道感染の場合，西洋薬なら鎮咳薬，去痰薬，吐き気止め，解熱薬，補液といった薬が必要ですが，漢方なら「熱痰」という一病態ととらえ，柴朴湯１剤で済むこともあります[2]。

漢方薬の服薬アドヒアランス向上のための工夫

一方では漢方薬は飲みにくい，量が多いという声も聞きます。

先に述べたアプローチで減量を図っても，なかなか漢方薬が減らせない場合には，飲みやすくする工夫も大事です。たとえば，「食前に飲み忘れたら，食後でもかまわないので飲んでください」，「合方（2種以上を合わせること）では量が多くなるので，インスタントコーヒーと同じ要領でお湯に溶かして飲んでください。その溶かし方ですが，エキス剤1包に対して約50 ccの熱湯を加えて2分程度スプーンでかき混ぜると，温度も下がり，飲みごろになります（2包でも50 ccで溶けます）。濃いようでしたら，白湯を加えて濃さを調整してください」と声をかけます。

この方法では量が多いという患者さんには，粉をそのまま飲むことも勧めます。また，味をごまかすことも否定せずに，補助栄養食品やコーヒー牛乳，ココア，麦芽飲料などに溶かしたり，はちみつやコンデンスミルク，ジャムで練ったり，オブラートや服薬補助ゼリーを使ったり，自分に合った飲みやすいやり方で飲んでもらうようにします[1)]。

漢方製剤で，臨床で発現頻度の高い副作用

漢方薬の副作用については，「頻度」（どの漢方薬が，どれくらいの割合で副作用を起こすのか），と「重症度」（重篤な副作用を起こす可能性のある漢方薬は何か），を考えることが重要です[4)]。その際，処方単位ではなく生薬単位で考えると，幅広い応用が可能となります（図1）。

（1）地黄・麻黄の副作用

「頻度」の高いものとしては，八味地黄丸や十全大補湯に含まれる地黄の消化器症状（胃もたれ，食欲不振，心窩部痛，下痢）と，葛根湯や小青竜湯に含まれる麻黄の消化器症状（胃もたれ，食欲不振，心窩部痛，下痢），不眠，排尿障害，頻脈，血圧上昇があります。

（2）甘草の副作用

医療用漢方エキス製剤の約7割に含まれる甘草の副作用は，比較的頻度が高くて注意が必要です。甘草は，偽アルドステロン症（高血圧，浮腫，四肢の脱力，低カリウム血症）を起こすことがあります。さらに，チアジド系降圧利尿薬やループ利尿薬，グリチルリチン製剤を内服している患者さんは，少量の甘草でも偽アルドステロン症を起こす場合があります。また，

甘草は食用でも多く使われており，醤油，味噌，佃煮，菓子，清涼飲料水の甘味料に使われていますので，偏食などには注意が必要です。

(3) 黄芩の副作用

頻度は低いものの「重症度」が高く要注意なのが，小柴胡湯や防風通聖散に含まれる黄芩のアレルギー反応，間質性肺炎，薬物性肝障害（無症候性の肝機能障害を含む）です。

(4) その他

その他の生薬の副作用では，当帰・川芎の消化器症状（胃もたれ，食欲不振），桂枝の発疹，人参の発疹・血圧上昇，附子の舌のしびれ・のぼせ・頭痛・悪心・動悸があります。また，医療用漢方エキス製剤の賦形剤とし

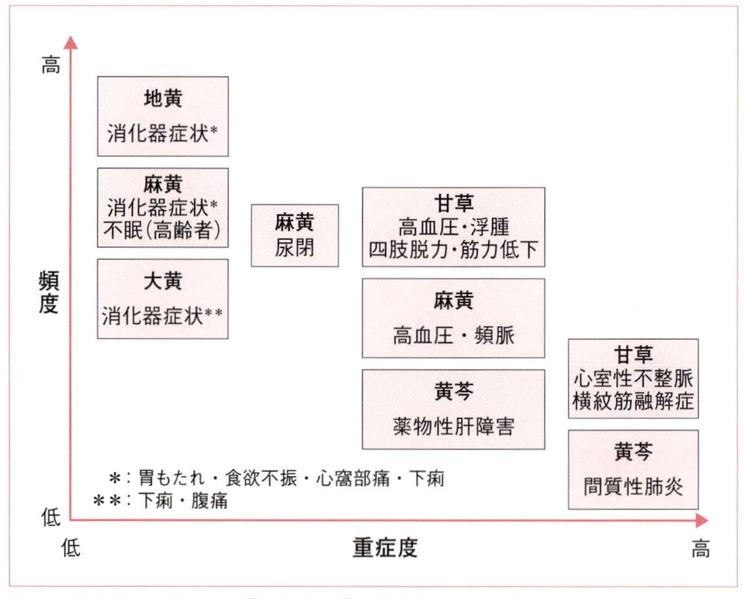

図1　漢方薬の副作用－「頻度」と「重症度」の2つの軸でみる
4つの「黄色」，1つの「甘」いに注意する。
（矢数芳英，福井秀公，新妻和行，他：漢方薬の副作用 ペインクリニック，Vol.32，No.5，2011，pp.685-698，図2より引用）

コツとわざ

- 在宅医療において，漢方薬の処方の目的は，「患者さんがその人らしく“生きる”ことを支え，満足度の高い生活を送ることを可能にし，そして患者さん・家族・医療介護者の生活をも支えること」です[1)]。
- 減量を図っても，なかなか漢方薬を飲めない場合には，飲みやすくする工夫も大事です。
- 漢方薬の副作用については，「頻度」（どの漢方薬が，どれくらいの割合で副作用を起こすのか），と「重症度」（重篤な副作用を起こす可能性のある漢方薬は何か），を考えることが重要です。その際，処方単位ではなく生薬単位で考えると，幅広い応用が可能となります。

て使用される乳糖による下痢などもあります。

患者さんの中には，医療用漢方エキス製剤以外の漢方薬や，民間の健康薬を内服されている人もいます。こうした薬による副作用を調べるときには，健康食品などの副作用が示されている国立健康・栄養研究所のホームページ内にある「健康食品」の安全性・有効性情報の素材情報データベース[5)]などが参考になります。

参考資料

1) 山口竜司：在宅漢方ー生活を支える漢方ー．漢方と最新治療，Vol. 23，No. 4，pp. 349-356, 2014.
2) 原田信哉：在宅ケアの場で役立つ漢方薬．難病と在宅ケア，Vol. 19，No. 2，pp. 28-31, 2013.
3) 大塚敬節，矢数道明，清水藤太郎：漢方診療医典（第6版）．南山堂，2001
4) 矢数芳英，福井秀公，新妻知行，他：漢方薬の副作用．ペインクリニック，Vol. 32，No. 5, pp. 685-698, 2011.
5) 国立健康・栄養研究所：「健康食品」の安全性・有効性情報：https://hfnet.nih.go.jp/

Q23 在宅の患者さんにおける下剤処方時の服薬管理のポイントについて教えてください。

A 排便障害の服薬管理をするには，まず便の形成と排便機能を知る必要があります（図 1）。

便秘の治療にあたっては薬物療法だけではなく，適度な運動と繊維質の多い食事をとること，および排便しやすいように定期的にポータブルトイレへの移動を促すなどの生活指導を行い，漫然と下剤を投与し続けないように注意する必要があります。

医療者はとかく患者さんの便秘を軽視しがちともいわれていますが，便がすっきりと排出されないことは患者さんの生活の質の低下につながります。患者さんの状態に応じてきめ細やかに使用する薬の種類や内服量を調節し，効果不足や副作用を防ぐ姿勢が求められます。

排便のしくみを押さえる

口から食べた食べ物は，食道や胃，小腸を通って大腸まで運ばれます。大腸まで運ばれたときには，食べ物は水分をたくさん含んだ「流動体」となっています。流動体となった食べ物は，約半日かけて大腸の中を移動し，その中で水分が大腸の粘膜から吸収され，徐々に硬く「固形状」になっていきます。大腸の終わりの部分，下行結腸やS状結腸の辺りになってようやく，私たちにとってなじみ深い，通常の便になります。このようにしてでき上がった便は，食事をしてから通常約1～3日で排便されます。

排便が起きるしくみは，食事と便の大きさが関係しています（図2）。

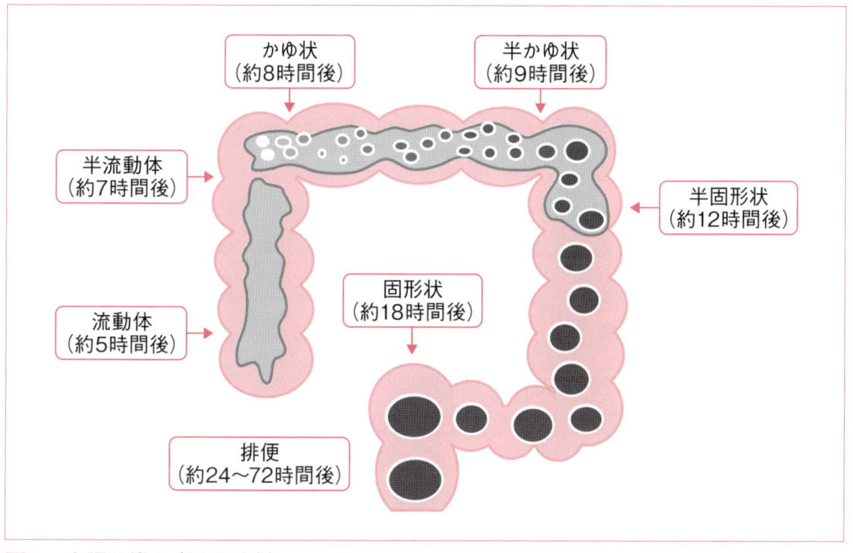

図1　大腸の働き（便の形成）

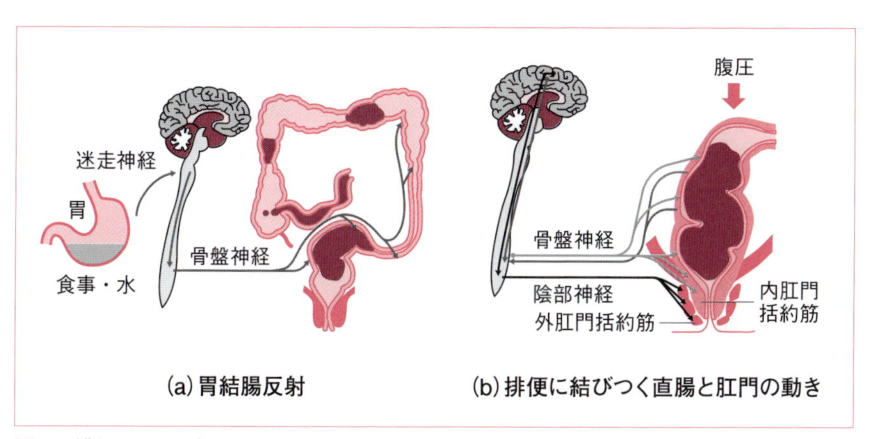

図2　排便メカニズム

（高野正博：よくわかる高齢者の排便障害．pp.4-5，弘文堂（2007）より引用）

（1）食事

食事をとると，胃結腸反射とよばれる現象が起きて，大腸の肛門に近い部分，下行結腸やS状結腸が収縮します。結果，その部分にとどまっていた便が，肛門の手前，すなわち直腸まで送られます。

胃結腸反射：胃→（迷走神経）→脊髄→（骨盤神経）→下行／S状結腸

(2) 便の大きさ

直腸に送られた便がある程度の大きさであれば，直腸の壁を圧迫し，その刺激が脳に伝わり，「便意」を感じます。また，排便反射とよばれる現象が起きて，肛門を締めている内肛門括約筋がゆるみ，排便を促します。勝手に排便されないように，私たちは便意を感じると，意識的に外肛門括約筋を収縮させ，肛門を締めてトイレに行きます。

排便反射：直腸→（骨盤神経）→脊髄→（骨盤神経）→内肛門括約筋

便秘の原因を確認する

排便の回数，および1回の排便量が減少した状態を「便秘」といいます。便秘に関する明確な定義は存在しておらず，排便習慣は個人差があるため，平常と比べた便通の変化がないかどうかを個々の患者さんにおいて評価する必要があります（図3）。

便秘はその原因から以下に分類されます（図4）。

- 大腸がんや宿便による通過障害によるもの（器質性便秘）
- 身体活動の低下や加齢にともなう腸管の蠕動低下によるもの（機能性便秘）
- 食事や水分の摂取量の低下や繊維質の少ない食事などが原因となるもの
- 麻薬性鎮痛薬や抗コリン薬などの薬物によるもの
- 低カリウム血症や高カルシウム血症といった電解質異常によるもの

排便の頻度

- 週に2〜3回以下しか出ない
- 以前より回数が減った

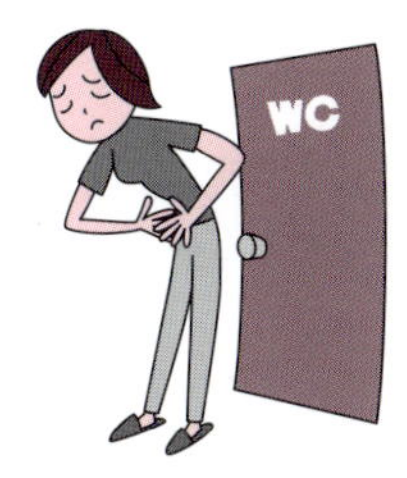

便の状態

- 便が硬い
- 水分が少ない

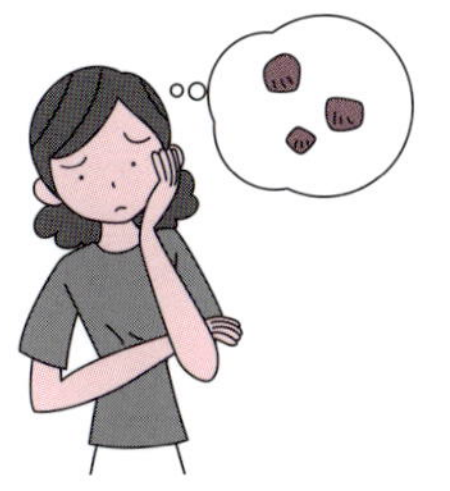

排便時の気分

- 強くいきまないと出ない
- 時間がかかる

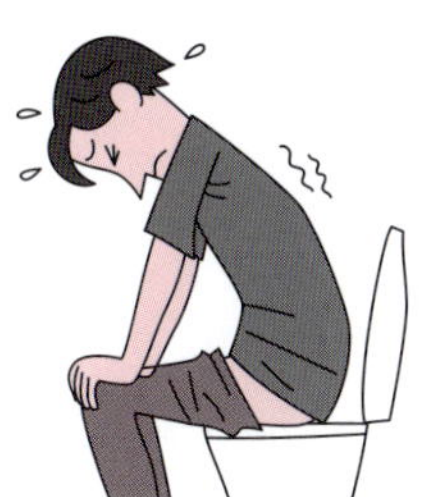

排便の後の気分

- 便が残っている感じがする
- すっきり感がない

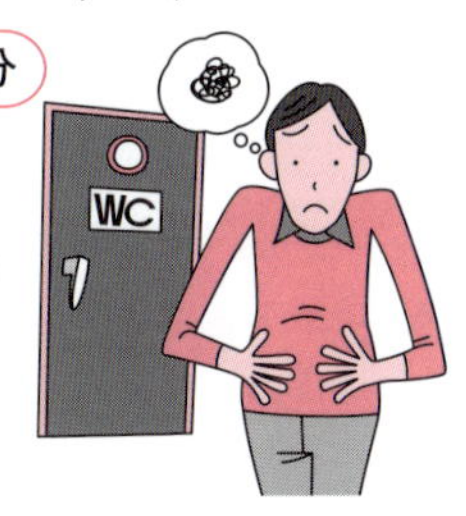

図3　一般的な便秘症の概念

①機能性便秘

(a) 弛緩性便秘

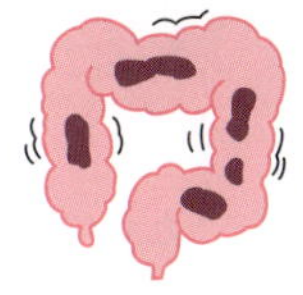

大腸の蠕動運動の低下により，便が停滞している状態

(b) けいれん性便秘

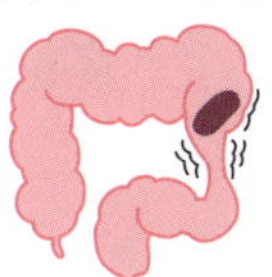

腸管がけいれん収縮して排便が困難になっている状態

(c) 直腸性便秘

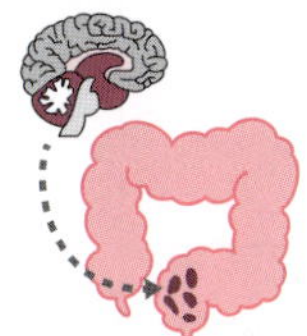

排便反射が弱くなり，直腸に便が停留している状態

②器質性便秘

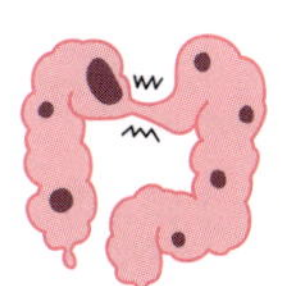

消化管の器質的疾患により腸管内容物の通過障害が起こっている状態

③症候性便秘

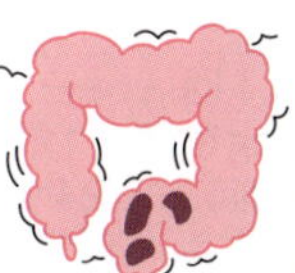

神経，内分泌，代謝性疾患，膠原病などの疾患の部分症状として生じる二次的な便秘

④薬剤性便秘

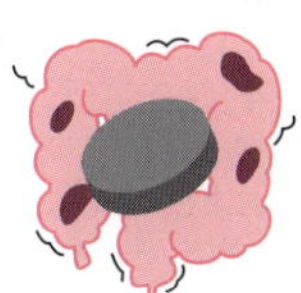

薬剤によって引き起こされる便秘

図4　便秘の分類と原因

（芳野知栄：エキスパートナース．31〔1〕，p.69，表2，照林社（2015）より引用）

医師による便秘の診断と治療方針

便秘の診断にあたっては，器質性の要因がないかどうかを鑑別することが重要です。大腸がんなどにより腸管が狭窄・閉塞した状態で安易に便秘薬を投与すると，症状を悪化させる危険があるため，まず原因に対する治療を優先する必要があります（p.174のチェックリスト参照）。

便秘の治療薬は，腸管内に水分を移行させて便を軟らかくする「浸透圧性下剤」と，腸管の蠕動運動を亢進させる「大腸刺激性下剤」とに大別されます（表1）。患者さんに便の性状を聞き，便が硬くて出にくい状態であれば浸透圧性下剤を第1選択として使い，効果が十分得られなければ大腸刺激性下剤を併用します。排出される便が普通ないしは軟らかい便であれば，主に大腸刺激性下剤を使用します。

表1　主な便秘症治療薬（医療用医薬品）の分類

	クロライドチャネルアクチベーター	塩類下剤	刺激性下剤			膨張性下剤
一般名	ルビプロストン	酸化マグネシウム	センナエキス	センノシド	ピコスルファートナトリウム水和物	カルメロースナトリウム
代表的薬剤	アミティーザ	マグラックス	ヨーデルS	プルゼニド	ラキソベロン	バルコーゼ
用法・用量	1回24μgを1日2回，朝食後および夕食後に経口投与。症状により適宜減量	1日2gを食前または食後の3回に分割経口投与，または就寝前に1回投与	成人1回80mgを就寝前に経口投与	1日1回12～24mgを就寝前に経口投与	成人1日1回2～3錠（5～7.5mg）を経口投与	1日1.5～6g，多量の水とともに3回に分割経口投与
作用機序	小腸粘膜上皮細胞のクロライドチャネル活性化	腸内浸透圧亢進	大腸蠕動運動亢進	大腸蠕動運動亢進	・腸管蠕動運動亢進 ・水分吸収阻害	・便への水分浸透 ・便容積の増大

（各製品の添付文書，くすりのしおりより作成〔2015年9月現在〕）

主な下剤について

(1) 酸化マグネシウム

酸化マグネシウムは，浸透圧性下剤として広く用いられる下剤です。粉末，細粒，錠剤といった複数の剤形があるため，患者さんの状態に応じて選択することができます。さらに，習慣性が少ないため，長期投与も可能な薬です。

一方，効果が過剰になると下痢を引き起こしてしまうため，便通の状況に応じて内服量を患者さん自身で調節してもらうよう説明しておくことが望ましいでしょう。

また，腎機能障害のある患者さんでは，高マグネシウム血症から呼吸抑制や致死的不整脈を引き起こす可能性もあるため注意が必要です。

(2) ルビプロストン

ルビプロストン（商品名：アミティーザ）は2012年に発売された比較的新しい薬であり，小腸粘膜に存在するクロライドチャネルを活性化し，腸管内への水分分泌を促進することで便を軟らかくするという作用機序をもっています。

連用時の習慣性はなく，腎機能障害をもつ患者さんに対しても比較的安全に投与できるとされています。

(3) センノシド

センノシド（準先発名：プルゼニド）は大腸刺激性下剤に分類され，効果発現まで8～10時間とされているため，夕食後や就寝前に内服します。

連用により耐性が出現したり，大腸の粘膜に色素が沈着して，粘膜が黒ずんでしまうメラノーシスを引き起こしたりする可能性があるため，長期投与は控えるほうがよいでしょう。

コツとわざ

- 便秘の患者さんには，薬物療法だけではなく，適度な運動と繊維質の多い食事をとること，排便しやすいように定期的にポータブルトイレへの移動を促すなどの生活指導を行い，漫然と下剤が投与され続けないように注意する必要があります（図5～図8，表2）。
- 便秘の患者さんでは，器質性の要因がないかどうかをアセスメントすることが重要です（p.174のチェックリスト参照）。大腸がんなどにより腸管が狭窄・閉塞した状態で安易に便秘薬を投与すると，症状を悪化させる危険があります。
- 大腸刺激性下剤の服薬時には，内服により腸管の蠕動が亢進しすぎると，腹痛や吐き気を生じる場合があるため，患者さんの状態に応じて内服量の調節を医師に相談する必要があります。
- 医療者はとかく患者さんの便秘を軽視しがちともいわれています。便がすっきりと排出されないことは患者さんの生活の質の低下につながります。患者さんの状態に応じてきめ細やかに使用する薬の種類や内服量を調節し，効果不足や副作用を防ぐ姿勢が求められます。

(4) ピコスルファートナトリウム水和物

ピコスルファートナトリウム水和物（先発名：ラキソベロン）も大腸刺激性下剤ですが，液体の製剤を用いると滴下数によって内服量を微調節できるという利点があります。

センノシドに比べて習慣性は形成しにくいとされています。

便秘治療の基本は食事や生活習慣の改善

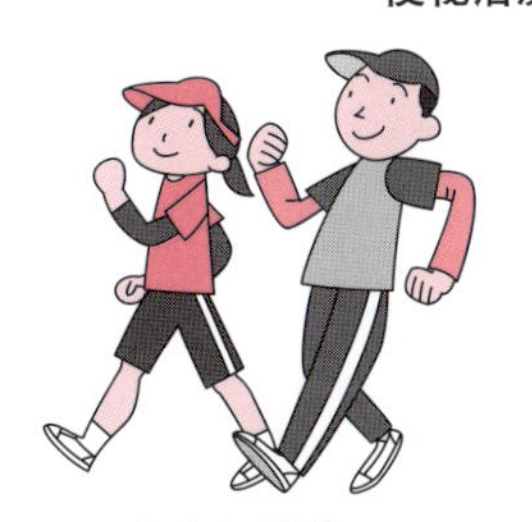

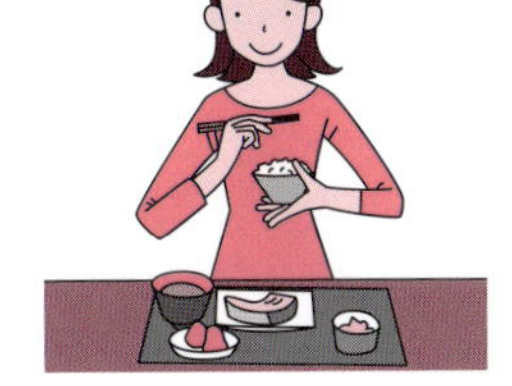

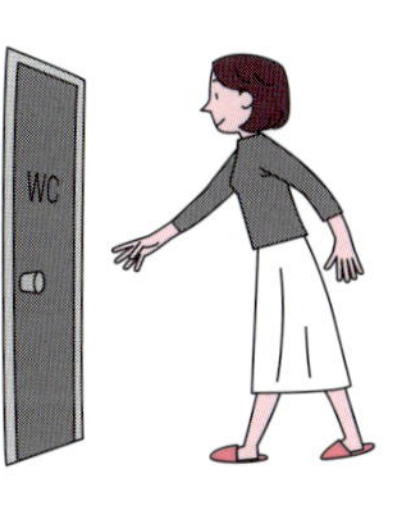

適度な運動

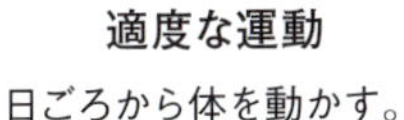

日ごろから体を動かす。
- できるだけ歩く
- 腹筋を鍛える など

食生活の改善

毎日十分な水分と食物繊維をとる。

［ただし，便秘の種類により，適した食事が異なる場合があるので，医師から指示を受ける。乳酸菌やオリゴ糖なども積極的に摂取する。］

規則的な生活

毎朝，食後に
規則的に排便する。

図5　便秘治療（生活改善による治療）

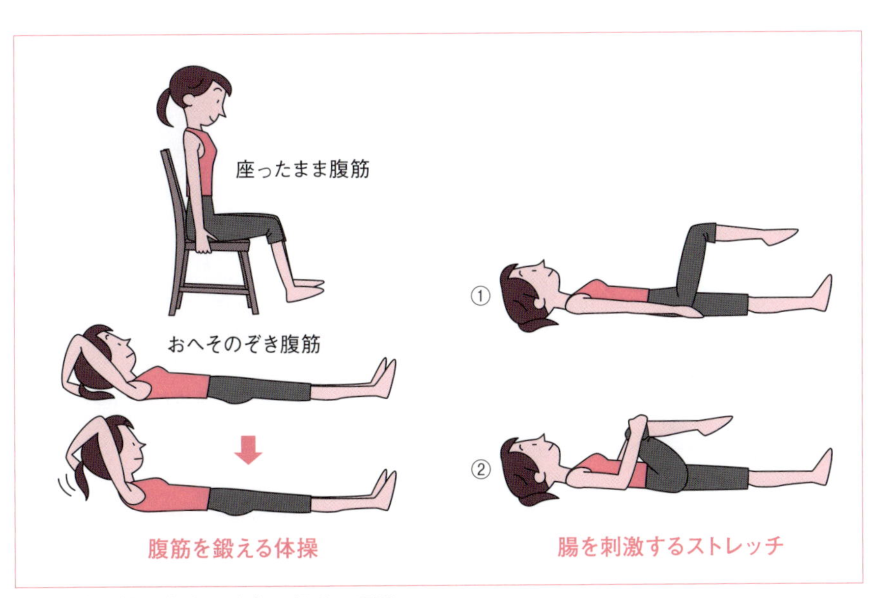

図6　機能性便秘症の改善に役立つ運動

（山名哲朗 監修，NHK出版 編：NHKきょうの健康 便秘と痔の悩みを解消 セルフケアと治療. pp.34-36，NHK出版2014を参考に作成）

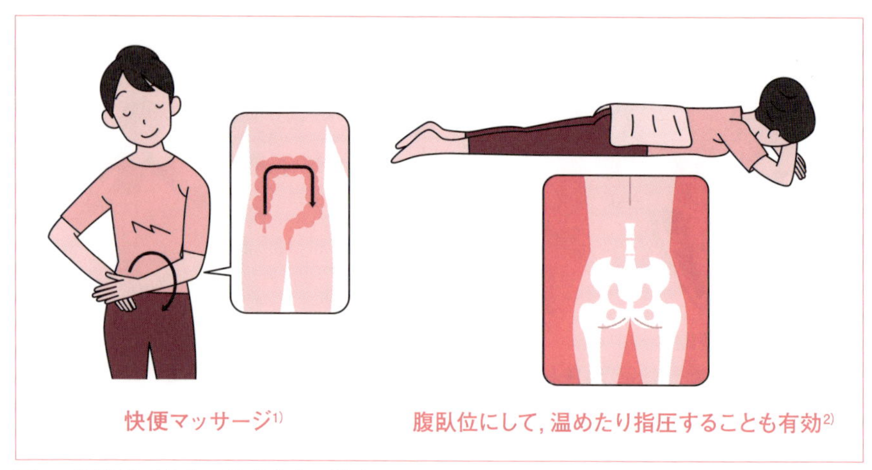

図7　運動ができない患者さんの場合

1) 山名哲朗 監修, NHK出版 編：NHKきょうの健康 便秘と痔の悩みを解消 セルフケアと治療. pp.34-36, NHK出版, 2014を参考に作成,
2) 西村かおる：アセスメントに基づく排便ケア, p.105, 中央法規, 2006を参考に作成

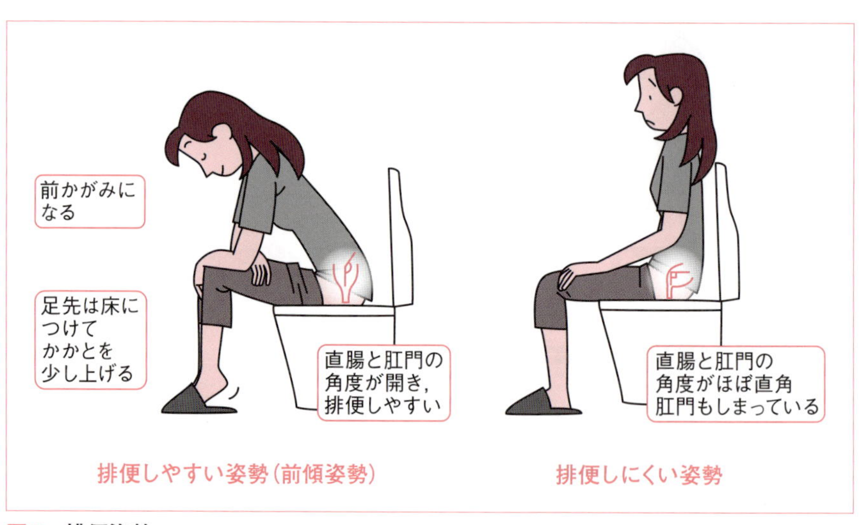

図8　排便姿勢

(山名哲朗 監修, NHK出版 編：NHKきょうの健康 便秘と痔の悩みを解消セルフケアと治療. p.43, NHK出版, 2014より改変, 西村かおる：アセスメントに基づく排便ケア, p.105, 中央法規, 2006を参考に作成)

表2　食物繊維を多く含む食品

（日本食物繊維学会編集委員会 編「食物繊維 − 基礎と応用 第3版」，p.239，第一出版，2008より改変）

穀　類	ゆでそば [4.0/200]，中華めん（ゆで）[2.60/200]，米粒麦 [1.74/20]，ゆでうどん [1.60/200]，精白米 [0.50/100]
いも類	さといも [1.68/70]，じゃがいも [1.30/100]
豆　類	大豆（乾）[6.84/40]，えだまめ [1.84/40]，おから [3.88/40]，いんげんまめ（乾）[3.86/20]，あずき（乾）[3.56/20]，きな粉 [3.38/20]，糸引き納豆 [2.68/40]
野菜類	ごぼう（ゆで）[2.44/40]，切り干し大根 [4.14/20]，グリーンピース（ゆで）[3.44/40]，めキャベツ [2.08/40]，にんじん [2.03/70]，さやいんげん [0.96/40]
果物類	干しがき [9.8/70]，りんご [1.50/100]，バナナ [1.10/100]
きのこ類	生しいたけ [1.88/40]
海草類	干しひじき [4.33/10]，生わかめ [0.72/20]
その他	ポップコーン [3.71/40]，甘ぐり [5.95/70]，かんぴょう（乾）[3.01/10]，ごま（乾）[1.08/10]

1回の食事における摂取量あたりの食物繊維の量
（食物繊維〔g〕/1回の食事あたりの各食品の摂取目安〔g〕）

予備知識

下剤の簡易懸濁法による投与：

昨今，胃ろうなどの経管チューブから簡易懸濁法を用いた投与が普及していますが，下剤の簡易懸濁法による投与には以下のような注意が必要です。

①酸化マグネシウム（マグラックスなど）

原末は水に溶けにくく，高用量では経管チューブの閉塞をきたしやすいが，錠剤は簡易懸濁法によって投与が可能。本剤の懸濁液はアルカリ性（pH 10前後）になるため，レボドパ製剤などアルカリ性で配合変化を起こしやすい薬は，別々に懸濁して投与を行うこと。

②大腸刺激性下剤

センナ・センナ実顆粒（先発名：アローゼン）は水に溶けにくいので，外径の大きい経管チューブを使用する。また，センノシド製剤（先発名：プルゼニド）の多くは吸湿しやすく糖衣錠であることから簡易懸濁法に不向きなため，ピコスルファートナトリウム水和物（先発名：ラキ

表3　簡易懸濁法のメリット

（藤島一郎 監修，倉田なおみ 編集：内服薬 経管投与ハンドブック 第3版，じほう，2015，p.11，表2より引用，一部改変）

1）GMP（製造品質基準：Good Manufacturing Practice）で保証された剤形を投与直前まで保持できる
2）調剤時問題点の解決（薬効・安定性の確保，粉砕調剤による投与ロスや汚染リスク・健康被害，調剤時間の短縮など）
3）投与時の問題，経管栄養チューブ閉塞の回避
4）配合変化の危険性の減少
　粉砕法：粉砕して配合した後，投与日数期間，配合変化の危険性がある
　簡易懸濁法：投与前水に入れる10分間のみ
5）投与可能薬品の増加
　粉砕法：3,180薬品中2,250薬品（71％）
　簡易懸濁法：3,845薬品中3,466薬品（90％）
6）投与時に再確認ができることで誤薬リスクの回避
7）中止・変更の対応が容易であるため，経済的ロスの削減
8）「経管チューブを通過するか」についてサイズごとにデータがあるため，細いチューブへ変更し，患者QOLの向上も可能

ソベロン）などの液体製剤へ変更を検討する。

簡易懸濁法：

「簡易懸濁法」とは，錠剤やカプセルを粉砕・開封せず，そのまま約55℃の温湯に入れ，崩壊・懸濁させた後，経管チューブから投与する方法です。簡易懸濁法には，表3のようなメリットがあります。

実際に簡易懸濁法を行うにあたっては，『内服薬 経管投与ハンドブック』（じほう）などの成書や，簡易懸濁法研究会（代表幹事：倉田なおみ〔昭和大学薬学部教授〕）等から正しい情報の収集を行い，個々に簡易懸濁法が可能な薬かどうかを確認の上，投与方法に関する説明書を作成して提供することが必要です（図9）。

下剤の連用，併用による吐き気・悪心：

連用や併用により下剤自体が吐き気・悪心などの消化器症状の原因となっていないか確認することも必要です。

下剤はドラッグストア等でも容易に購入でき，常用しやすい薬です。一般用医薬品（OTC医薬品）の下剤には，腸溶性のコーティングを施したもの

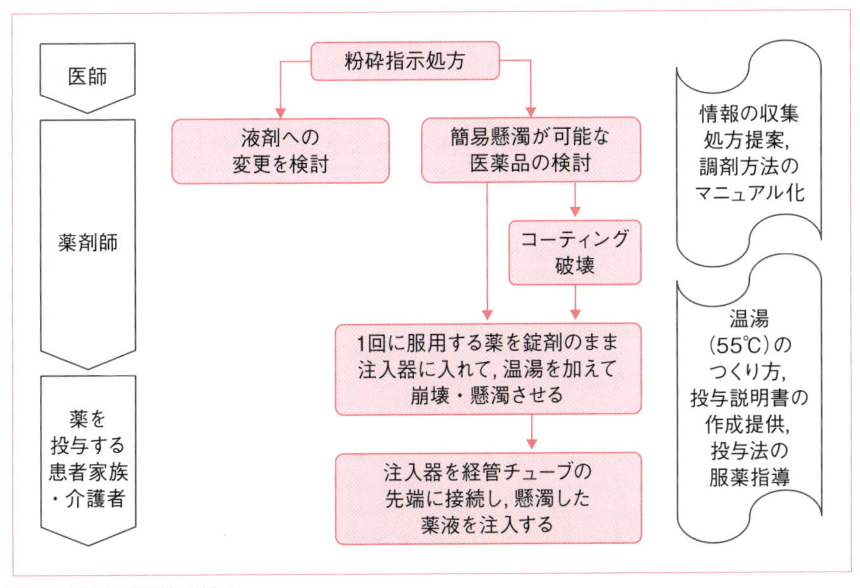

図9　**簡易懸濁法の流れ**

（藤島一郎 監修，倉田なおみ 編集：内服薬 経管投与ハンドブック 第3版，じほう，2015，pp. 2-3を参考に作成）

や，界面活性剤や生薬，ビフィズス菌などを配合した製品も多くあるため，服薬指導時などにそれらの一般薬等を併用していないかよく確認することも重要です。

そのほかの下剤においても，吐き気・悪心に対する直接的な作用機序は立証されていません。しかしながら，酸化マグネシウムなどを併用し胃酸が抑えられた状態で，腸溶性下剤や刺激性下剤が胃内で溶解，刺激することで，吐き気・悪心をもたらす例も報告されています。

また，2015年に注意喚起がされた酸化マグネシウムの長期連用にともなう高マグネシウム血症の初期症状にも吐き気・悪心があげられます。

参考資料

1) 高野正博：よくわかる高齢者の排便障害，pp.4-5，弘文堂（2007）
2) 平塚秀雄：便秘：そのメカニズム・診断・治療，p.11，ライフ・サイエンス（2000）

便秘の警告徴候チェックリスト

次のような症状をともなう場合は，器質的疾患による便秘の可能性があります。

便秘の原因となる異常を調べるため，大腸内視鏡検査などの精密検査を受ける必要があります。

- □ 便柱径の変化
- □ 便潜血反応陽性
- □ 鉄欠乏性貧血
- □ 腸管閉塞症状
- □ 50歳以上で大腸がんスクリーニング検査未経験
- □ 急な便秘症状の発症
- □ 直腸出血
- □ 直腸脱
- □ 体重減少

（Lindberg G, Hamid SS, Malfertheiner P, Thomsen OO, Fernandez LB, Garisch J, Thomson A, Goh KL, Tandon R, Fedail S, Wong BC, Khan AG, Krabshuis JH, LeMair A：World Gastroenterology Organisation global guideline：Constipation－a global perspective. *J Clin Gastroenterol*. 2011 Jul；45（6）：483-7より引用）

Part 5

患者・家族の理解の方法
（人物像・生活環境に迫る方法）

Q24 患者さんの人物像や生活環境をどのように，どこまで把握したらよいでしょうか。

A 患者さんの人物像に迫り生活環境を把握する方法は，相手の価値観を知ろうとすることです。
そして患者さんが教えてくれる分だけ把握していきます。

なぜ人物像や生活環境を把握することが必要なのか

在宅医療は「支える医療」です。施設内のように医師の指示にもとづいて服薬マネジメントをして効果を評価するのとは少し違います。必ずしも治療が最優先とは限りません。

在宅医療の場合，専門家の最大の武器である「客観性」よりも「関係性」に注目して服薬支援を求められることがあります。患者さんは誰とどのような関係があり，どのように支えられているのか，患者さんの家族や知人だけでなく，医療・介護関係者も含んだ「関係性」に注目して患者さんの人物像や生活環境を理解していきます。

そのことによって，生活の維持，QOLの向上を目的とする在宅療養が始められるのです。

相手を尊重する態度で信頼関係をつくる

他者と信頼関係を築くには，相手を尊重する態度が不可欠です。具体的にはどのようにしたら「尊重」していることになるのでしょうか。相手を尊重する重要なポイントは，「自分自身がもつ価値観や思い込みにとらわれず

コツとわざ

- 患者さんの生活を知ろうとして，アセスメントシート（図1～図3）を埋めていくことに熱中する人がいます。
- しかし，いちばん最初にしなければならないのは「関係性を築く」ことです。
- 情報を収集しようとすることと，関係性を築くこととは違うことを意識しましょう。

に，相手の枠組みを知る」ことです。多くの方は，自分とは違う価値観をもって生活しています。似たような価値観をもった相手の場合はさほど気になりませんが，自分と違う価値観をもっている人に出会ったとき，自分自身の価値観が揺さぶられて動揺したり，反発を感じたり，誤解をしてしまうことがあります。相手が大事にしていることを知りたいと思ったら，まずは自分の価値観で相手をみないという心がけが必要です。

お薬のエピソードからひも解く，相手の大事にしていること

薬剤師は，医師や看護師と比べて患者さんや家族とかかわる頻度が少ないため，患者さんや家族がなかなか素顔をみせてくれず困ることもあると思います。しかし，頻度が少ないからこそ話せることを話してもらうことが大事です。何もかも知っていないといけないと思うのではなく，患者さんが話してくれることを大切にしていく姿勢が必要です。

薬剤師が患者さんや家族の素顔に迫る上でのいちばんの強みは，薬にまつわるエピソードを話してもらうことができるということです。「飲むのが大変だった」，「あの薬は効かなかった」，「湿布は好きだ」など，患者さんや家族は薬にまつわる経験を誰しももっています。そして，それらの体験にはさまざまな「好きなこと」，「嫌いなこと」，「大事だと思っていること」

など患者さんや家族の価値観が含まれています。その印象に残るエピソードを薬剤師もしっかりと受け止めて，自分だけにみせてくれたその人の素顔を発見してください。

経済的な不安はいい出しにくい

患者さんや家族が「お金の話」を切り出してきたとき，多くの医療関係者が頭の中で「経済的な問題はケアマネジャー，ソーシャルワーカーが担当だ」と思い浮かべます。しかし，まず話を聞くべきなのは，話を切り出された当事者です。

「薬剤師だからよくわからない」，「知識がないからわからない」というスタンスに立って，「全部聞く前に断るほうが親切」と考えるのではなく，「何に困っているのだろう」と親身になって話を聞いてみることです。お金の相談をされるということは，信頼されているのかもしれません。病気になったときに，最後まで相談できないのは「お金の話」というくらい，勇気のいる話です。相談されたからといって解決できないことも多いのですが，それは患者さんや家族がいちばんよくわかっていることでもあります。

患者さんや家族としても，聞いてもらったからといってどうなるわけではありませんが，「それでも聞いてほしかった」という結論にいたることもあります。勇気をもって「自分に話してくれた」と思って，話をよく聞くことです。内容を聞いた上で，どうしてよいかわからない場合は，「ケアマネジャーに私から聞いてみてもいいですか」などと患者さんや家族の了解をとりながら，薬剤師として自分が「できること」を考えていくようにしましょう。いちばん大事なことは抱えこまずに，ケアマネジャーやソーシャルワーカーなどに引き継ぐ形が理想的です。

アセスメントシート1（フェイスシート）

作成日	年　月　日

担当ケアマネジャー		アセスメント理由	新規・更新・変更・退院・退所・その他
受付日　年　月　日	受付対応者	受付方法	電話・来所・訪問・その他
面談場所		面談者	

基本事項				
患者様名（ふりがな）		性別	男・女	生年月日 明・大・昭　年　月　日（　才）
住所　〒　－ TEL：（　）　－				
相談者氏名	続柄	住所　〒　－ TEL：（　）　－		
病院名	受診科目	担当医	治療・投薬・備考	
病院名	受診科目	担当医	治療・投薬・備考	
病院名	受診科目	担当医	治療・投薬・備考	
病院名	受診科目	担当医	治療・投薬・備考	
既往歴：				

保険情報					
介護保険	被保険者番号	医療保険	国・社・共・船・他（　）	生保の有無	有・無
要介護状況区分	自立・要支援（　）・要介護（　）	身体障害者手帳	有（　種　級）・無		
認定期間	年　月　日～　年　月　日	認定日	年　月　日		

生活状況				
家族状況	一人暮らし・高齢所帯・日中独居 家族の名前と続柄	同居 別居		緊急連絡先
		同/別		氏名
		同/別		TEL（　－　）
		同/別		氏名
		同/別		TEL（　－　）

住居状況	
1. 一戸建て（　階）or 集合住宅（　階） エレベーター（有・無） 2. 持ち家・賃貸・間借り 3. 駐車場（有・無） 訪問時の使用（可・不可）	専有居室：有（　畳）・無　日当たり：良い・悪い 冷暖房：有・無　居室の段差：有・無 トイレ：和式・洋式・ウォシュレット　手摺：有・無　段差：有・無 浴室：有・無　手摺：有・無　段差：有・無　浴室高さ：　cm 就寝：畳・ベッド・リクライニングベッド　騒音：有・無

生活自立度	正常　J1　J2　A1　A2　B1　B2　C1　C2	※厚労省基準	所得	課税・非課税
痴呆性自立度	正常　I　II　IIa　IIb　III　IIIa　IIIb　IV　M			

生活暦				
出身地	長期在住地	職業暦	趣味・特技（昔上手だった事）	好きな食べ物等（嫌いな物）

主訴・要望		
本人の希望	ご家族の希望（要望）	関係者（　）の希望（要望）

【特記・備考】

図1　アセスメントシートの例（その1）

アセスメントシート2

担当ケアマネジャー		アセスメント理由	新規・更新・変更・退院・退所・その他
面談場所		面談者	
要介護状況区分	自立・要支援1・要支援2・要介護1・要介護2・要介護3・要介護4・要介護5		
認定期間	年　月　日～　年　月　日	認定日	年　月　日

◆健康状態◆

項目		特記・備考
【症状・痛み】	〈正面〉　〈背面〉	
下痢・便秘		
排尿困難・頻尿		
妄想・幻覚		
麻痺：		
痛み：		

◆ ADL・IADL ◆

※一部介助は声かけ・見守り含む

寝返り	自立　・　一部介助　・　全介助	
起き上がり	自立　・　一部介助　・　全介助	
座位保持	自立　・　一部介助　・　全介助	
立ち上がり	自立　・　一部介助　・　全介助	
立位保持	自立　・　一部介助　・　全介助	
歩行	自立　・　一部介助　・　全介助	
移乗	自立　・　一部介助　・　全介助	
移動	自立　・　一部介助　・　全介助	
入浴	自立　・　一部介助　・　全介助	
整容	自立　・　一部介助　・　全介助	
口腔衛生（歯磨き等）	自立　・　一部介助　・　全介助	
爪切り	自立　・　一部介助　・　全介助	
着替え	自立　・　一部介助　・　全介助	
食事摂取	自立　・　一部介助　・　全介助	
排泄	自立　・　一部介助　・　全介助	
調理	自立　・　一部介助　・　全介助	
掃除・洗濯	自立　・　一部介助　・　全介助	
買い物	自立　・　一部介助　・　全介助	
金銭管理	自立　・　一部介助　・　全介助	
服薬管理	自立　・　一部介助　・　全介助	
電話の利用	自立　・　一部介助　・　全介助	
交通手段の利用	自立　・　一部介助　・　全介助	

◆ 認知・コミュニケーション ◆

記憶－想起	問題なし　・　問題あり	
記憶－せん妄の兆候	無　・　有	
認知－言語	問題なし　・　問題あり	
認知－動作	問題なし　・　問題あり	
意志の伝達	問題なし　・　問題あり	
他者を理解	問題なし　・　問題あり	
視覚障害	無　・　有	
聴力障害→補聴器	無・有　→　未使用・使用	
言語障害	無　・　有	
気分と問題行動	気分の落込・不安や恐れが強い・うつ有　暴言暴行・徘徊・介護への抵抗・収集癖　火の不始末・不潔行為・異食行動	

◆ 社会交流・ストレス ◆

社会的活動の参加→参加意欲	無・有　→　無・有	
喪失感	無　・　有	
孤独	無　・　有	
引きこもり	無　・　有	

図2　アセスメントシートの例（その2）

アセスメントシート3

作成日	年　月　日	回目

患者様名（ふりがな）	性別	男・女	生年月日　明・大・昭　年　月　日（　才）

◆ その他 ◆

	項目	選択肢	
食事摂取	栄養状態	問題なし・体重減少・栄養不良・病的肥満	
	体重・身長	体重（　kg）身長（　cm）	
	食事摂取	3回/1日・2回/1日・1回/1日	
	水分摂取	問題なし・不足気味・脱水状態	
	経官栄養・胃ろう	無　・　有	
	食事形態	粥・ご飯・常食・キザミ・ミキサー	
	治療食の必要	有・無　カロリー制限（　）	
排便	日中排泄状況	トイレ・ポータブル・尿器・オムツ・カテーテル	
	日中尿・便意	尿：有・無　便：有・無	
	夜間排泄状況	トイレ・ポータブル・尿器・オムツ・カテーテル	
	夜間尿・便意	尿：有・無　便：有・無	
	尿失禁	無・時々・あり	
	便失禁	無・時々・あり	
皮膚の状態	褥瘡	無・有 →部位（　）	
	程度	発赤・びらん・潰瘍・筋肉や骨の露出	
	火傷/打撲/湿疹/かゆみ等	無　・　有	
	疥癬	無　・　有	
	開放創/手術創/裂傷/切傷	無・有 →部位（　）	
	魚の目/たこ/水虫/変形	無・有 →部位（　）	
	感染症	無　・　有	
	皮膚の状態その他		
口腔	入れ歯の状況	無・部分義歯・総義歯	
	口臭	無　・　有	
介護力	主介護者	有　・　無	
	介護の意志と可能性	有　・　無	
	介護者の仕事の有無	無　・　有	
	介護の知識・技術	豊富・やや豊富・やや不足・不足	
	介護者の健康状況	良好・普通・やや悪い・悪い	
	主介護者への支援体制	有　・　無	
	具体的		
	介護費用の負担	軽い・やや軽い・普通・やや重い・重い	
	可能負担額	円/1ヶ月	
住宅	住宅改修の必要性	無　・　有	
	場所		
その他	特別な状態	虐待・ターミナル・突然の介護者の不在 寝たきりの独居・成年後見人がいる 終末期希望 等々・その他（　）	

◆ 利用しているサービス ◆

介護サービス	訪問介護・訪問入浴介護・訪問看護・訪問リハ・通所介護・通所リハ・ショートスティ 福祉用具（　） その他（　）
介護予防サービス	訪問介護・訪問入浴介護・訪問看護・訪問リハ・通所介護・通所リハ・ショートスティ 福祉用具（　） その他（　）
地域密着型サービス	夜間対応型訪問介護・認知症対応通所介護・小規模多機能型居宅介護 その他（　）
住宅改修	実施・未実施
その他	火災報知機・自動消火器・老人用電話・オムツ支給・寝具の乾燥消毒・電磁調理器・緊急通報装置 ボランティア・配食サービス・介護慰労・他申請（　）

主訴要望	本人の希望	ご家族の希望（要望）	関係者の希望（要望）

【特記・備考】

図3　アセスメントシートの例（その3）

Q25 患者さんや家族と信頼関係を築くためには，どのくらいの期間で，どのようなときに，どのようなこと聞いていくのでしょうか。

A まず初対面の印象を大事にしてください。
最初から１～２回の対面時までが勝負です。そこまでに患者さんや家族の希望を聞き出せるような関係を築くよう努力してください。

第一印象に磨きをかける

信頼関係を築くためのいちばんのポイントは第一印象です。いいかえれば，会った瞬間の「安心感」です。

薬剤師の役割は患者さんや家族にわかりにくく，薬剤師はなかなか家に入れないという悩みを耳にします。あるいは信頼関係を早くつくりたいがゆえに，「何でも屋」になっている薬剤師もいます。信頼関係は無理につくろうとしてできるものではありません。薬剤師の役割については，自分でアピールするより医師や看護師，ケアマネジャーを通して，患者さんや家族に知ってもらうほうが「話が早い」こともあります。

普段から，初対面の第一印象を磨くように努力してください。「感じがいい」，「話をよく聞いてくれる」，「安心する」という感覚は理屈ではありません。アイコンタクト，控えめな笑顔，優しい声音，気配りなどで「関心」をもっていることが伝わると，相手は安心してコミュニケーションを始められます。

自分の第一印象を磨くコツは，仲間に時々「怖い顔だったよ」とか「いまのは感じがいい」というように点検してもらうといいでしょう。

コツとわざ

- 自己のコミュニケーションを振り返る方法に「対話的関係の自己点検」があります。パラメータとして以下の6つを使い，このうちどれが得意で，どれが苦手なのか，自分の傾向を分析していきます（図1）。
  - ①自己概念
  - ②傾聴
  - ③明確な表現
  - ④感情の取り扱い
  - ⑤自己開示
  - ⑥責任性

最初の数回は焦らない，あわてない，嫌がらない

訪問は，初回がいちばん大切で，それから数回は手探りです。

そこに焦りは禁物なので，時間と心に余裕のある時間帯を選んで訪問するほうがよいと思います。信頼関係ができればできるほど，その後の訪問におけるタイミングの自由度は大きくなります。その後の自由度を確保するためにも，最初の数回はじっくりと向き合うつもりで訪問するようにしましょう。

信頼関係がないうちから，自分の意見を述べたり，融通の利かない印象を与えてしまうと，人は心を開かなくなります。ルールから外れた依頼がきたら，「一緒に考える」姿勢でその依頼の背景にある人間関係や当事者のこだわりをつかんでいくようにすると，「何かあっても一緒に考えてくれる」という安心感をもってもらえます。そのときに，理由も聞かず，ルールに合わないという理由で断ってしまうと，不満や不安はしこりのように残っていきます。

最初の数回は，理不尽なことをいわれても，焦らない，あわてない，嫌

がらないで，むしろそこに関心をもっていくと結果的に信頼関係ができてきます。

信頼関係がある状態というのは，いいかえれば，患者さんや家族が他者に依存しすぎず，孤独にもならず，自分のことを自分で決められる状態であり，薬剤師が「患者さんの状態を理解した上で，そばで見守る」という関係性です。

うまくいかないときは第三者の助けを借りる

数か月経っても「誤解されている」と感じたり，「理不尽な要求が止まらない」という状況が続いた場合は，まずはかかわっている他の医療関係者やケアマネジャーに，患者さんや家族の様子や印象を聞いてみるとよいと思います。うまくコミュニケーションがとれない理由が患者さんの病気や療養環境による場合も多く，その場合は客観的にアセスメントしないといけないからです。

うまくコミュニケーションがとれない理由を探るには，他の医療関係者やケアマネジャーによる客観的なアセスメントと，薬剤師が自分自身のかかわり方を振り返ることの両方が必要になります。このことは，人間関係の把握方法としてあたり前のようですが，自分が渦中にいると気がつかないことが多いので，コミュニケーションがとれていないと感じたら早い段階でまわりの関係者にSOSを出しましょう。

【自己概念】
「自分はこんな人です」というものがあるか。
自己概念があやふやだったり，ネガティブなものだったりすると，物事を悲観的にゆがめて捉える傾向が強くなります。
逆に，「自分は有能」，「私は偉い」と強気すぎるものであると，他人を見下したり，支配する傾向が強くなります。
等身大の「素直な自己概念」をもっていると自分に対して正直でいられます。

【傾聴】
他人の話を真摯に聞くことができるか
自己概念がしっかりしていないと，相手の言葉をゆがめて受け取ったり，相手からの評価が気になって声を聞くだけになってしまう傾向が強くなります。
また，自分の感情の取り扱いに長けていないと，自他をごちゃまぜにしてしまったり，自分の感情に押し流されて，相手の話を聴くことができません。
「自分を律する総合能力」をもってはじめて，相手の言いたいことを受け取れるのです。

【明確な表現】
自分の伝えたいことをはっきり表現できる力があるか
自分の気持ちをしっかり把握していないと，自分の言いたいことがきちんと表現できません。
また，話している言葉が，口調や表情・身振りと一致していない場合，相手に「ダブルバインド」として，厄介な誤解や葛藤を与えているかもしれません。
メッセージを言語的・非言語的に的確に表現するスキルがあれば，自分の考えを明確に伝えることができます。

【感情の取り扱い】
自分の持つ感情を認識し取り扱うことができるか
自分のありのままの感情を認識できないと，相手の気持ちに鈍感になってしまう傾向があります。
また，怒りなど負の感情をほどよく表現できないと，激情に流された言動をとってしまい，相手との関係を壊してしまったり，自分の内側に貯め込んでうつ的になる傾向があります。
自分の心を見つめ，感情を的確に表現できれば，自分の感情をコントロールすることができます。

【自己開示】
ありのままの自分を見せることができるか
周囲の人に不信感を抱いていたり，自己概念がネガティブなものであったりすると，素の自分を見せることは難しいでしょう。
また，感情の取り扱いがうまくできない場合，相手に余裕がないときに深刻な相談や対話を持ちかけてしまうかも知れません。自分に自信を持ち，状況に合わせて自らを表現することは，相手に防衛的にならず素直に自分を出すことに必要です。

【責任性】
相手に対し正直に付き合い，深い結びつきを作ることができるか
アサーションの基本的権利に関する知識がないと，知らない間に相手に思慮のない行動を取ってしまうかもしれません。また，傾聴することができないと，深い信頼関係を作ることは難しいでしょう。対人関係における権利と責任を理解し，相手の話を聴くことができれば，相手との関係に誠実でいられ，その結びつきをより作り上げることができます。

図1　対話的関係の自己点検における6つのパラメータ
（福山清蔵 著，日精研心理臨床センター 編：独習 実践カウンセリングワークブック，金子書房，1992，p.182-194より引用 一部改変）

Q26 患者さんの病気の理解度を確かめる目的はなんですか。また，その方法を教えてください。

A 患者さんの病気の理解度を確かめる目的は，患者さんが自分のことを自分で決めるためであり，関係者が患者さんの決めたことを応援するためです（正しい知識があるかどうかを確認するためではありません）。

その方法は，患者さんに病気のイメージや病気に対する自分なりの理解を聞いてみることです。

「病識がない」という理由はご法度

医療関係者や介護者の中に，「患者さんや家族に病識がない」とこぼす人がいます。

さらに，患者さんが療養上の約束を守れなかったり，服薬をできなかったり，家に帰りたいといい張る場面で，「病識がない」ことを理由にして，支援を行き詰まらせてしまうことがありますが，これは厳しいことをいえば，ご法度です。なぜなら，患者さん本人に自らの病気のことをどの程度知っていただくかは，患者さん個々の状態や状況によって違うからです。病気に対する一般的な知識と自分の病気を理解することとは別物です。詳細まで知ることで，不安が高まる人もいますし，逆に詳細を知らないと安心できない人もいます。

在宅療養で，患者さんや家族にとって，むしろ病気を正確に理解することよりも大切なのは「自分基準」をもつことです。つまり，病気に対する自

コツとわざ

- 実際のところ，患者さんや家族が病気をどのようにとらえているかを把握すること自体はそんなに難しくありません。なぜならば，病気や介護の体験は人に聞いてもらいたいというのが人情です。「こんなに薬を飲まないといけないのは大変ですね」とねぎらいの言葉をかけると，どんなに大変か，話をしてくれると思います。
- あるいは「病気になって大変な思いをされたんですね」，「先生はどんなふうに説明をしてくれたんですか」，「先生の説明はわかりましたか」など，患者さんや家族が体験していそうなことについて問いかけると，比較的率直な感想を聞き出すことができます。
- このように患者さんや家族の病気の理解度は把握しやすいものですが，それをどのようにフォローしていくかが難しいところです。誤解を頭ごなしに否定したり，医療関係者として不安に思っていることをそのまま患者さんや家族にぶつけたりせず，患者さんや家族をやさしく支えてあげるようにしてください。

己管理の方法や今後の生活設計，さらに将来ビジョンをもつことです。それに必要な病気の理解度は，正しくもないけれど，まちがってもいない，そのくらいがちょうどいい加減ではないかと思います。

自己決定を阻まない

上記のとおり，患者さんや家族にとって自分なりの基準＝自分基準をもつことはその後のQOLにおいて非常に重要ですので，薬剤師としても自己決定を阻まないように，患者さんや家族の決めた自分基準を受け入れながら，患者さんの療養を支援していくことが求められます。

退院支援のときに，処方薬を忘れずに飲む重要性を強調しすぎたり，「在宅療養は大変ですよ，ケアの人が入れないときに吸引はできますか。点滴の抜針はできますか」などと患者さんや家族を不安にさせるようないい方をしてしまうことがないよう気をつけてください。在宅療養は大変にしようと思えばどこまでも大変になりますので，「大変じゃないようにする」ことが患者さんを支える医療関係者や介護者の腕の見せ所だと思って，個々の患者さんの在宅療養を見守るようにしてください。

つまり，一律の基準をあてはめて「管理」しようとせず，許容できることを増やしていくことが在宅支援です。患者さんや家族が病気を理解する必要性についても，同じ視点でとらえていただけたらと思います。

予備知識

「高齢者に対する適切な医療提供の指針」（作成：厚生労働科学研究費補助金（長寿科学総合研究事業）高齢者に対する適切な医療提供に関する研究（H22-長寿-指定-009）研究班，日本老年医学会，全国老人保健施設協会，日本慢性期医療協会，協力：日本医師会）には，以下のようなことが記載されています（一部抜粋して引用，ただし，原文にある出典を表す文献番号は省略）。

1.「高齢者の多病と多様性」

・高齢者の病態と生活機能，生活環境をすべて把握する。

2.「QOL維持・向上を目指したケア」

・生活機能の保持，症状緩和などによりQOLの維持・向上を目指す。

3.「生活の場に則した医療提供」

・患者のQOL維持に生活の場の問題は重要であり，適切な医療提供の場を選択する。

・医療提供の場を変更する際に生じる問題を理解し，予防に努める

4.「高齢者に対する薬物療法の基本的な考え方」

・有害事象や服薬管理，優先順位に配慮した薬物療法を理解し，実践する。

5.「患者の意思決定を支援」

・意思決定支援の重要性を理解し，医療提供の方針に関して合意形成に努める。

5-1　高齢者医療では想定される優先目標が立場や価値観の違いによって異なってくる。例えば，高齢者医療の優先順位に関する意識調査において，高齢者が医療に対して望むことは「病気の効果的治療」や「身体機能の回復」であったが，医師が優先することは「QOLの改善」と異なっていた。したがって治療に関するエビデンス，予後に関する情報を提供することによって意思決定を支援し，患者本人と家族の価値観を尊重しつつ，目標に関して合意形成を行うことが重要である。

5-2　合意形成において最も重視するべきことは患者本人の意思・価値観である。終末期や認知機能障害等により患者本人から意思，価値観を確認することが困難な場合であっても，患者本人の価値観を家族や医療チームが想定し，合意形成を目指す。

6.「家族などの介護者もケアの対象に」

・家族をはじめとした介護者の負担を理解し，早期に適切な介入を行う。

7.「患者本人の視点に立ったチーム医療」

・患者もチームの一員であることを理解し，患者本人の視点に立った多職種協働によるチーム医療を行う。

Q27 療養環境をどのように評価すればよいでしょうか。療養環境が不安定になる要因と，それらの情報の共有方法について教えてください。

A 「いままでの生活の延長にあるか」，「療養環境が安定しているか」，「療養環境の脆弱なところを関係者が知っているか」を評価してください。患者さんの病状の変化，まわりとの関係性の変化，あるいは経済環境，ケアの投入量のアンバランスが不安定をもたらす要因になります。

これらに関する情報の共有にあたっては，その不安定要因が瞬間的なものなのか，これからも続くものなのかを見分けた上で，「状況」，「背景」，「評価」，「推奨」に整理します。

「いままでの生活の延長にあるか」がポイント

在宅療養は患者さんがいままでの生活を維持するため，生活の延長線にあるように整えていくことが必要です。したがって，「いままでの生活の延長線にあるか」ということが大切です。在宅療養が始まったとたん，患者さんが自ら行うことが極端に減ってしまっている場合は，支援方法の再検討が必要です。

ケアの介入は患者さんや家族にとって「最適」であることが重要で，決して「最高」であることではありません。これを，患者さんを支えるチーム全員で理解していることが大切です。リスク回避を優先するあまりケアの投入量を過剰に増やしすぎたり，またはコスト削減を優先するあまり逆にケアの技術でなんとか乗り切ろうとしたりすると，いびつな環境になります。医療関係者や介護者が，患者さんや家族と信頼関係を築き，療養環境のバランスが均衡するところを探していくことが重要です。

定期的に療養環境を評価する

しかし，ケアの介入が最適であったとしても，病状の変化や療養環境の変化（介護者の疲労の蓄積，ケア提供者との人間関係の破たん）によって時とともに均衡がくずれます。

このため，定期的に，病状の評価と関係性の変化を観察した上で，以下のような療養環境全体の評価を医療関係者や介護者で共有していくことが必要です。

・安定している
・バランスがくずれているが，介入すればもとに戻る
・介入しても破たんが止められない
・破たんしている

療養環境の脆弱なところを把握して共有する

療養環境がいつまでも安定していない場合，

・家族が患者さんを理解していない
・医療関係者や介護者が患者さんを理解していない
・医療関係者や介護者に不安が強い

などの理由が考えられます。患者さん本人の状況認識や在宅療養の方針と，家族または医療関係者のそれらがミスマッチしていると，「理解していない」

コツとわざ

- 在宅療養での療養環境の変化は，急激に起こることはあまりありません。予測ができるし介入の準備ができるし，時間をかけて立て直すこともできます。緊急事態でない限り，あまりあわてないことです。関係者の中に「何があっても想定内」というどっしりとした安定感が大切です。
- ただ，経験を積むまでは，誰しもあわてるものですし，「何かあったら大変！」と大さわぎをしてしまうこともあります（そういう経験も必要です）。経験を積むまでは，事前に，自分の経験のなさを医療介護チームに伝えておくことは大切です。
- 専門職だからと１人でなんとかしようと思うことなく，「状況判断には自信がないので，何か変わったことがあれば連絡しますから，そのときは一緒に考えてください」と医療介護チームの他のメンバーに伝えておくといいと思います。

と患者さんに捉えられてしまい，療養環境が安定しません。こういった問題は一度発生すると不信感を生みますので，すぐには解決せず，患者さんの療養環境の脆弱なところとして残ります。問題を悪化させないよう，全員で把握し，共有しておくことが重要です。

また，医療関係者や介護者が不安を感じている場合，療養環境は安定しないことが多いように感じます。患者さんや家族の不安が強いのはあたり前ですので，医療関係者や介護者はその不安を受け止めなければいけません。

予備知識

療養環境に関する情報の共有方法：

「患者さんのそばに自分１人」というのが在宅医療の常です。訪問時，自分の目はチームの目でもあります。自分に必要な情報だけでなく，患者さんの療養環境に関係する情報にアクセスして，発信することが必要です。自信がないこともきちんとチームに伝えていくことが大切です。観察したこと，気になったことを誰にも伝えず，そのままにしておくことはないようにしてください。

では，チームに情報を伝えていくときには何に注意したらよいでしょうか。それは，重要度，緊急度を整理して伝えることです。もし，自分が重要と思っていないことが，相手に自分が重要と思っているかのように伝わるのであれば，伝え方の工夫が足りません。

いますぐ対応が必要なのか，後日でよいのか，関係者がその情報によって適切に行動ができるような伝え方ができるようになるには，訓練が必要です。図1のフレーム（SBAR）を心がけるともれがなくなりますので，活用してみてください。できればSBARで伝えることを日ごろから習慣化しておくとよいと思います。

Situation	…	状況（何が起こっているか）
Background	…	背景（なぜ起こっているか）
Assessment	…	評価（何が必要か）
Recommendation	…	推奨（提案）

図1　SBAR

※SBARは，もともと米国海軍の潜水艇において重要な情報を迅速に伝える際に使い始められたといわれています。現在では，病院間の連絡（看護師やコメディカルが医師に説明するとき，あるいは医師どうし）などでもこのSBARの枠組が使われています。

Q28 療養期間が長くなり，療養環境も安定しました。自分の役割に疑問が生じてきました。そのようなときは誰にどのように相談すればよいでしょうか。

A 療養環境をよく把握しているケアマネジャー，あるいは医師などに相談をしてみましょう。

役割を引き継ぎ，ひとまず訪問を取り止めることも検討する

薬剤師の在宅療養支援を必要としている患者さんや家族はたくさんいます。ひとまず安定した患者さんは他の医療職や介護職に服薬管理を任せていくことも大切です。一時期訪問しなくなっても，患者さんや家族との関係性が切れるわけではありません。

信頼関係があれば，何か問題が発生したときに連絡がくると思います。そのときに「相談」に乗る形が理想でもあります。本来，訪問するという行為は「行かないと解決しないことがあるとき」，「行くだけの問題が発生している状況」に行われるものです。要請があるから訪問するということでは，体がいくつあっても足りなくなります。

訪問するだけのもっともな理由をきちんともって，訪問することを心がけてみてください。

コツとわざ

- 高齢社会になり，在宅での看取りも1つの選択になってきています。現在の高齢者は多くの薬を飲んでおり，薬剤師の役割としては自然な看取りに向かって，薬を減らしていくという大きな役割が求められます。
- また，担当の薬剤師に症状緩和のプロフェッショナルになってもらえれば，ケア提供者は安心してケアを提供できると思います。

多職種連携で薬剤師に期待されること

医師以外の他の医療職や介護職が薬剤師に積極的にかかわってほしいと思う患者さんや家族はどのような人たちでしょうか。他の医療職や介護職からすれば，服薬カレンダーの設置は自分たちでもできるので，それよりも，薬剤師に薬の効果，副作用のモニタリングなどで力を発揮してほしいと思います。

医師以外の他の医療職や介護職が技術をもってなんとかできるレベルではない疾患や状態について，医師と連携して「薬の調整」をし，療養環境を安定させることができるのが薬剤師の強みです。つまり，薬の調整が適切に行われなければ，いわゆる「困難事例」になりがちなときに薬剤師に積極的にかかわってほしいと思います。他の医療職や介護職がお手上げの状態ですから，対応はとても難しいとは思いますが，難しい状況に積極的に介入をしてもらいたいと思います。

Q29 大きな変化が予測されるとき，大きな選択が必要なときに，どのように患者さんや家族を支えていけばよいでしょうか。

A 患者さんや家族の意思決定を支援し，相手を理解して見守ってください。

心をこめて見守るのは意外に難しい

療養支援をしていくと，いつかは，患者さんや家族に大きな変化がやってきます。ただし，変化といってもイメージができて準備ができている変化と，急にきてしまう変化の両方があり，さまざまです。

大きな変化のときは，医療関係者や介護者も巻きこまれます。このとき，自分自身の感情が先行したり，受け入れらなくて目をそらしたりする反応が出てきがちです。また，変化に直面しているのはあくまでも患者さんや家族で，大変なのはその人たちであり，医療関係者や介護者としては何もしてあげられないことが多いのですが，その事実やその無力感を覚悟しておかないと，自己満足の支援をしてしまいます。

かといって，その状況に巻きこまれないように冷静さだけを維持し，それを前面に出していると，「わかってもらえない」という感情を患者さんや家族にもたらします。

難しいのですが，「心をこめて見守る」という感じが必要です。あるいは「患者さんや家族が大変だということを十分わかって何もしない」という姿勢が必要です。この姿勢で状況を見守っていると，患者さんや家族は安心して，きちんと自分たちのすべきことをし始めます。

変化を受け入れるには時間がかかる

大切なのは，医療関係者や介護者が感情をあおる原因にならないことです。患者さんや家族が十分にあわてて，十分に落胆し，十分に嘆いた後，自分たちの状況を1つひとつ確かめ始めるのを「待つ」ことです。

最近はすべての人に，あらかじめ「自分の終末期を考える」ことが求められるようになっています。そのタイミング，その方法は，その当事者が決めます。

無理やり向き合わせることではないことを心に留めておいてください。

「何もしないでそばにいる」，「黙ってそばにいる」

大きな変化のそのときに，訓練不足の医療関係者や介護者が思いついて「よかれと思ってすること」の多くは余分なことです。「相手がどのような感情にあるのかわからないのに，共感的なことをいってしまう」，「何かしないと不安になり，別の場合の経験をそのまま転用する」など，安易なかかわりは当事者たちを深く傷つけます。

最近はターミナルといわず，「人生の最終段階」と表現することも増えました。医療では治療法がなく死が近づいている状態を指してターミナルといいますが，そこで行われる確認は“DNR（Do Not Resuscitate）”です。これは医療者独特の約束事（使命）であり，療養生活の中で患者さんや家族が死を考えることとは別のことです。

人生の最終段階に向かう患者さん，それを支える家族への支援は，多岐にわたります。DNRを確認することはほんの一部です。

「死の恐怖」には物理的な苦痛とスピリチュアルな苦痛が交じり合っています。医療者として必ずしなければいけないことは物理的な苦痛を取り除くことです。緩和の知識技術をもつことです。その上で，行う支援は2つ

コツとわざ

- 「相手が沈黙を保っている場合はこちらも沈黙を保つ」，「話しているときは，相づちだけで話を聞く」ことが大切です。患者さんが話したいことを話し，必死で冷静になろうとする過程を見守ることが大切です。
- それができると，意思決定支援ができるようになります。対人援助職は自分の力量を知ることが意思決定支援の第一歩です。

です。1つは，最期まで生活をすることを支えること，もう1つはスピリチュアルペインを受け止め損ねないことです。

「あるがまま」を受け入れられるように

最期まで生活することを支援する。これは食べる，排せつする，清潔に保つ，寝るという基本活動を支えることです。ターミナル期はいままでできていたことも，1人ですることがつらくなることがあるからです。多くの場合は病気の悪化と終末期特有の倦怠感のためです。

本人ができないことを手助けしつつ，ゆっくり休める時間をつくることが大切になります。「やりすぎないこと」が家族や医療関係者，介護者の注意点です。関係が密であるがゆえに，患者さんを1人にすることが「かわいそう」と思い，その場を離れることに罪悪感をもってしまう人がいます。家族がそういった感情のままそばにつきっきりになることはかまわないのですが，医療関係者や介護者が「そばにずっといてあげることがいいこと」と思ってしまうのは，「やりすぎ」です。

休めること，休ませることが，そのとき患者さんの体にも心にも必要なことであり，「人」がいなくても休める環境をつくることが大切です。

一方，スピリチュアルペインを受け止めることは，家族も医療関係者や介護者にとっても荷が重いことです。いわゆる「共感」することができないからです。「何をいってあげればよいかわからない」，「何かで傷つけてしまったらどうしよう」といった自分自身の不安から，かかわり方がわからなくなる人も多いのが事実です。「わからないけれどわかろうとする」，「その人の存在を忘れないようにする」，そんな態度で沈黙をおそれず，患者さんの言葉に耳を傾けることをお勧めします。

家族を支える

終末期の患者さんを支える家族を支えることも重要です。しかし，医療関係者や介護者のほうが看取りの経験が多いわけですが，経験を前面に出して家族をわかったつもりになるよりは，「いま，大変な家族」を「わかろうとする」態度のほうが，家族をいやし，安心させていきます。

そして，「いま」あふれている感情や感覚を家族がしっかりかみしめられるようにかかわるほうが，後々まで家族の方々には意味のある体験としてもらうことができます。大切な人を見送った後に，家族が自らの体験を自ら意味づけしていくことができるからです。

医療関係者や介護者が看取りの経験を前面に出し，患者さんや家族の整理できない感情をその場で整理しようとしてみたり，気の利いた言葉で代弁してみたり，解説や解釈を伝えたりすることは，家族が本来自らするべきことを奪っていることでもあります。

経験があっても表に出さないで，いまを一緒に悲しむこと，それが本当の経験のある医療関係者，介護者の態度です

予備知識

精神科医で，終末期医療に大きな業績を成したエリザベス・キューブラー・ロス（Elisabeth Kübler-Ross）は著書『死ぬ瞬間』（On death and dying）の中で，死にいたる5段階を以下のように述べています。

①否認と隔離　②怒り　③取引　④抑うつ　⑤受容

Q30 患者さんや家族とうまく付き合えなくて，訪問することが負担になっています。どのように立て直していけばよいでしょうか。

A 冷静に理由を考えて，最終的には無理をしないようにします。リフレクションの習慣をつけておくとよいと思います。

相手との関係を点検しよう

患者さんや家族とうまく付き合えないときは，「あまり無理をしない」ことが大原則です。病院では「1 対 多数」の関係ですし，多くの人がかかわる環境なので，人間関係が密にはなりません。苦手な患者さんや家族であっても「表面的」な付き合いでやり過ごすことが可能です。しかし，在宅療養の場合は関係性を大切にしますし，非常に密にもなります。関係性がこじれることを怖がるあまり，自分をすごく抑えて無理をしていると長続きはしません。また慣れ合いになっても破たんがきます。

人と人の対話的関係にはさまざまなパターンがありますが，自分の傾向を知ること，得意なところと苦手なところを知っておくことが対人援助を行う場合に必要なことです。その上で，「なんとなく嫌われている気がする」，「自分の悪口をいわれている気がする」，「受け入れられていない気がする」，「近寄ると極度の緊張がある」，「面倒くさい」といった感覚が長期間続く場合は，相手との関係を点検してください。

コツとわざ

- 相手との関係性の点検は，1人でしてもあまり効果はありません。自己嫌悪になって，結局どのようにしてよいかわからなくなるからです。信頼できる人に，一緒に振り返ってもらうことをお勧めします。

（1）自己点検

まずは自己点検です。自分にストレスがたまっていないか，疲れがたまっていないか，無理をしすぎていないか，といったチェックをしてください。そもそも自分に余裕がないために，相手との関係を築けていないこともよくあります。

（2）相手との関係性の点検

その次に相手との関係性の点検をします。どんな会話をしたか，そのときどのような反応が相手にあったか，自分の反応はどうであったかを振り返ります。この作業は1人でしてもあまり効果はありません。自己嫌悪になって，結局どのようにしてよいかわからなくなるからです。信頼できる人に，一緒に振り返ってもらうことをお勧めします。

その結果，何か思いあたる節があり，そこに誤解があれば，それを患者さんや家族に伝えて話をする機会を申し入れてみることもできます。素直に話をすれば，意外に関係が修復することも多いです。

ただ，どんなことをしても悪いまま膠着してしまう関係性もあります。そこで必要以上の反省をしたり，自己嫌悪になっても意味がありません。被害的になって「もう二度といやだ」というようなトラウマ体験になってしまうことも避けたいところです。検討してどうにもならない場合は，「申し訳ないのですが，力不足なので担当を代えさせていただきます」という決断をして，その結果を関係者に受け入れてもらうようにしましょう。

リフレクションの習慣をつける

関係性がうまくつくれない場合，病気の進行や増悪，生活環境，生育環境によって，相手に問題があることもあり，一方的に自分側に原因があることはあまりありません。

しかし，対人援助のスキルを進歩していくためには，自分のかかわり方を点検していくことが必要です。リフレクティブ・サイクルを回して「リフレクション」を習慣化していきましょう（図1）。リフレクションとは「経験によって引き起こされた気にかかる問題に対する内的な吟味，および探求の過程であり，自己に対する意味づけを行ったり，意味を明らかにするものであり，結果として概念的な見方に対する変化をもたらすもの」です。

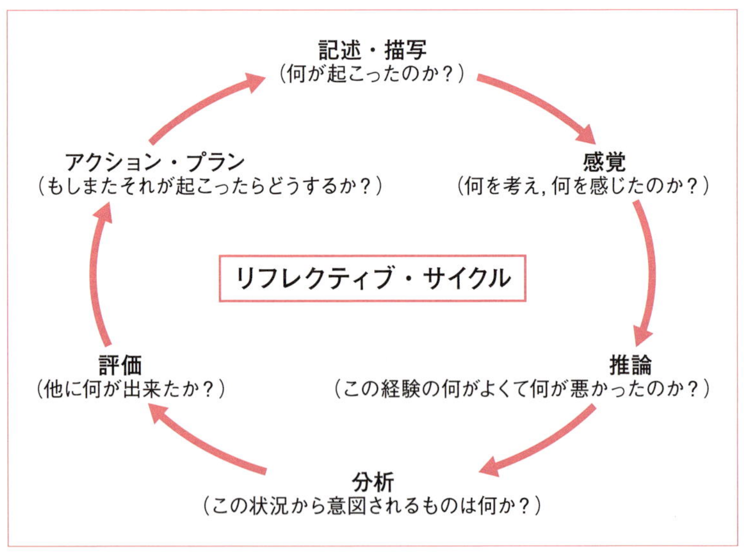

図1　Gibbsのリフレクティブ・サイクル
（サラ・バーンズ，クリス・バルマン 編，田村由美，津田紀子，中田康夫 監訳：看護における反省的実践―専門的プラクティショナーの成長，ゆみる出版，2005，p.123より引用）

Part 6

困難事例になりがちな場面での対応のしかた

Q31 患者さんが服薬を拒否（拒薬）していたり，家族や介護者が服薬に対して非協力的であったりする場合に，どのように服薬管理したらよいでしょうか。

A まずは，拒否の様子を観察してください。また，患者さんや家族，介護者の服薬負担感を探ってください。

患者さんが自ら服薬管理ができず，さらに家族や介護者が服薬管理に非協力的である場合，そのままでは服薬管理が困難ですので，処方の再設計，ケアプランの見直しが必要になります。

服薬拒否は重要なメッセージ

患者さんが服薬拒否にいたった理由は常に複雑で深く，したがって理由を突き止めることは難しいということをまず知っておくことです。

安易に理由らしいものを見つけて対応しようとしても本当の解決にはいたりません。どのくらい根の深いものなのかを知ろうとする態度が必要です。

拒否の理由を探索するポイントは「病状の変化」と「関係性の変化」です。

（1）病状の変化

慢性疾患の進行によって，薬を飲んでも効果がないという感覚が生じたり，実際に副作用が起こっている可能性があります。このような変化は，患者さん本人が変化を上手に表現できるように意図的な質問をしていけば，把握することができます。

また，患者さんが新たに別の病気を発症することもあり，それらが服薬行動に関連して発覚することもあります。服薬行動から病状の変化をつかむには，知覚の問題，認知機能の問題，「つまむ」や「つかむ」などの1つひとつの動作の問題，飲み込みの問題，生活リズムが変わるといったことがないかをアセスメントしていく必要があります。

さらに精神症状がある患者さんでは，薬を飲んでいないために病状が悪化していることも多いため，そもそも拒薬の期間がすでに長い可能性もあります。

(2) 関係性の変化

拒否の理由を探るもう1つのポイントは関係性の影響です。医療者や介助者に対して「信頼が薄い」場合は，患者さんの薬を飲むモチベーションは下がります。そういう患者さんに「自己管理の必要性」を力説したり，一方的な「服薬アドヒアランス評価」をしたりすると，信頼関係をさらに損なうこととなり，医療者が自分の首を自分でしめた形になってしまいます。

誰の介助なら飲んでくれるのか，どういう状態なら飲んでくれるのか，服薬の様子を知ろうとすることで，どのような対応が望ましいのかがわかることがあります。

関係性について，もう1つ別にアセスメントが必要なことは，第三者の影響，あるいは介護者の非協力の実態です。第三者の影響としては，自己管理をしている患者さんにとって意外に影響が大きいのがテレビや雑誌の情報や，信頼できる知人からの助言です。普段から自分のことを本当に考えてくれていると感じている人からのひと言なら，全幅の信頼をおいて受け入れる人は多いものです。

服薬の負担感を探る

患者さんが服薬拒否する，または家族や介護者が服薬管理に非協力的である場合，その行為を「病気に対する理解がない」と評価する前に，「どう

コツとわざ

- 患者さんが拒薬をしている場合は，まず拒否している原因を具体的にさぐります。たとえば，以下のような原因が考えられます。
  - ・回数が多く煩雑なことによるストレス
  - ・服薬に必要な機能の低下
  - ・医療者や処方薬に対する不信感
  - ・処方薬の苦味等に対するストレス
  - ・服薬によって生じる副作用への恐怖
  - ・介護者の過剰な介入による無力感や依存心など

  原因が判明したら，本人や家族ができることを見きわめて，プライドを傷つけないような配慮を心がけながら，服薬管理をしましょう。

- 家族が服薬の必要性を理解してくれない場合，その理由を考えてみます。
  - ・そもそも患者さんと家族の関係が悪い
  - ・薬のことをどのくらい身近に感じればよいのかわからない（医療者が一般的に重要だと思っていることでも，家族には重要に思えないこともあります）
  - ・家族の悩みごとが服薬しても軽減しない（薬効に対して家族の負担が大きい）
- 家族による服薬介助をうまく支援できるかは，家族の本音が聞けるかどうかにかかっているといえます。支援の基本は「家族が知りたいことだけを説明する」ことです。一方，いちばんしてはいけないことは，医療者が知ってほしいこと，知らないといけないと思っていることを延々とくどくど説明を続けることです。

したらよいのか，一緒に考えられる」関係性を構築するようにしましょう。

患者さんや家族，介護者が服薬管理に非協力的である真の理由が，服薬の負担感にあることが多くあります。その場合には，服薬管理の重要性を説いたり，介護者を新たに増やして対応するより，処方の再設計を検討するほうが効果的であり，有意義です。

処方の再設計を検討する際は，そもそも在宅療養の目的が共有されていないことも多いことから，在宅療養の目的が共有できているかの確認から始めていくことが重要です。

患者さんや家族にとっての服薬のメリットとデメリット，および，その負担をどのようにバランスよくしていくかは，適切な服薬管理を行っていく上で本質的な課題であり，避けて通れない検討事項です。

患者さんや家族が服薬の必要性を理解してくれない場合

患者さんや家族が服薬の必要性を理解してくれない場合，患者さんや家族の目線で，理解してもらえる範囲の中で説明してください。そして，実際の服薬行動をモニタリングしてください。

常に，飲ませる側・飲む側の負担と，薬効のバランスを考え，無理のない服薬を追求します。

服薬管理を自立して行う，または介護者が服薬支援を継続するには，薬に対して肯定的なイメージをもっていることが大切です。

正しい理解は難しいけれど，肯定的なイメージをもっていることで，結果的にはアドヒアランスが保たれることも多いのです。したがって，患者さんや家族の薬に関する体験や薬を飲むことへのイメージを確認していくことが立派な服薬支援になります。

イメージを聞いていくと，この薬は効いている気がする，この薬は効いていない気がするなど，患者さんや家族が医療者とは違ったイメージや誤解をもっていることがわかることがあります。イメージが違っている薬については，その薬の特徴などを話してみるとイメージが置き換わったり，患者さんや家族が自らの服薬行動を客観的に眺めてみる機会になったりします。ぜひ患者さんや家族の処方薬に対するイメージを聞き，よいイメージに変えていくようなかかわりをもてるようにしてください。

誤解しているからこそ，服薬できていることも…

服薬について誤解があっても，患者さんや家族が処方薬に対してよいイメージをもっていて正しく服薬できている場合，つまり誤解がよい方向に働いている場合，無理に正す必要はなく，それをまわりが理解して適切なサポートをすることでよしとするのも1つの考え方です。相手にとって不要な情報の説明をしてもお互いにくたびれ，時間を無駄にしているだけということにもなりかねません。「何を理解すれば家族が適切な行動がとれるか」という視点が必要です。

老老介護や認認介護では，薬についての説明や服薬指導の内容を患者さんや家族が一度ですべて理解することは難しいことも多いものです。できれば，若いご家族の方に説明の場に同席してもらうよう交渉することも必要でしょう。

誤解のために服薬がどうしても困難である場合は，その経過を記録にしておくことが大切です。

本来，病態説明は医師の仕事です。病態説明に不服があり，納得がいかないようならば，薬効説明だけでは無理で，再度病態や薬剤使用の意義についての説明を医師に依頼することが必要です。

MEMO

Q32 患者さんの認知機能が落ちてきたことを把握する方法と，それを多職種で共有するときの注意点について教えてください。

A 患者さんの認知機能が落ちてきたことを把握するためには，患者さんの様子について「いつもと違う」と感じる出来事がないかに注意します。

もし，「いつもと違う」と感じることがあれば，まず自ら分析して仮説を立て，その仮説を裏付ける情報を重点的に集めることから始めます。

患者さんの認知機能の低下について多職種と情報を共有する際には，患者さんや家族を不確かな情報で不安にさせることがないよう十分に気をつけることが重要です。

確かな情報を集め，多職種に正確に伝えるために，CDR や DASC-21 の活用も有効です。

「いつもと違う」と感じる内容を分析して自分で仮説を立てる

患者さんの認知機能をアセスメントしていく上では，患者さんの様子について，「いつもと違う」と感じたことを大切にしてください。もちろん，それが自分の思い込みや見間違えであることもありますが，誰もまだ気づいていない患者さんの認知機能の問題につながっていることが多くあります。

ただし，「いつもと違う」ことに気づいたらすぐにそれを誰かに報告するのではなく，まず「いつもと違う」と感じる内容を自分で分析してみて仮説を立ててください。

仮説を検討した結果として，病状変化や関係性の変化など，療養環境のバランスをこわしかねない問題が現に生じている可能性があれば，仮説を裏付ける情報を重点的に集め，関係者と情報共有します。

なお，いますぐ療養環境に影響はしないが，将来的に影響が出るかもしれない場合でも，気づいたことは早めに他の職種や家族と共有して，情報を多職種で意図的に集めていく体制を整えてください。

患者さんの認知機能低下についての情報共有は慎重に

気をつけなければいけないのは，患者さんの認知機能低下に対する自分の仮説を医療関係者や家族に伝えるときの伝え方です。

あくまで「仮説」であること，問題の重要度，緊急度，発見者からの対応の提案（次の行動）を添えて出さないと，聞いたほうからすれば正確な状況がわからず，大あわてで情報収集を始めることになり，大騒ぎになります。それは患者さんと家族の不安につながります。

患者さんや家族に不用意に仮説の話が伝わることがないよう，十分に気をつけます。そのため，患者さんや家族に伝えるときは，多職種のうち誰がどの役割を果たし，どの程度まで伝えるべきかをあらかじめ多職種連携チームで共有しておくことが重要です。

アセスメントシートの活用方法

患者さんの認知機能低下について情報を集める際に，既存のアセスメントツールを使用すれば客観的に正しい情報が集めやすくなりますが，HDS（長谷川式簡易知能評価スケール）やMMSE（ミニメンタルステート検査）は知能検査のようなやり方なので，患者さんや家族との関係性が十分でない段階では，医師以外は行うべきではないかもしれません。

このほかに観察式，または介助者への聞き取りでも利用できるものとし

コツとわざ

- 患者さんや家族に認知機能の低下の事実を伝える役割は，いつも医師が適任とは限りません。軽度であれば患者さんや家族に安心感を与えられる人が適任者です。
- 医師に説明係のような役割をしてもらうのではなく，医師でなくてもよい説明は，多職種連携チームの誰かが担うようにしていくことも大切です。
- 一方で，医師に対しては患者さんの認知機能について裏付けのとれた的確な医療情報を提供するようにします。
- 認知機能の低下が事実であった場合は多職種で対応していくことになります。

て，CDR（臨床認知症評価法）やDASC-21（地域包括ケアシステムにおける認知症アセスメントシート）といったものがあります[1)]。家族からの聞きとりができるケースでは，DASC-21が適しています。CDRは，本来研修が必要なので，あくまで目安としてください。こういった認知機能検査の結果を記載できるアセスメント方法をあらかじめ提案しておくと，多職種での情報共有がよりスムーズに進みます。

参考資料

1）粟田主一：地域包括ケアシステムにおける認知症総合アセスメントDASC-21標準テキスト，認知症アセスメント普及・開発センター（2016），p.67

MEMO

Q33 精神症状のある患者さんについて症状悪化時の対応の注意点を教えてください。

A 落ち着いて，精神症状のある患者さんの考えや苦痛を理解しようとしてみてください。

普段の患者さんをよく知っていて，患者さんの苦しみをきちんと理解することができていれば，困ったときに患者さんのほうから相談してくれるようになります。症状が悪化しているときにいちばん不安なのは患者さん本人であることを忘れずに，医療者は落ち着いて手を差し伸べることが必要です。

普段から，患者さんとていねいなかかわりをもつことを心がける

あらかじめ精神症状のある患者さんのことを理解していると，症状悪化時にもあまりあわてないで対応できます。症状が落ち着くときがきますので，医師に相談をしながらそのときを待つのが基本です。

一方，精神症状のある患者さんのことを理解できていないと，漠然とした不安がもともとあるために症状悪化時に不安が噴き出してしまいます。その不安を隠して普通に対応をしているつもりでも，変な緊張や拒否感は相手にも伝わります。

精神症状のある患者さんに対応するときは，人として尊重すること，ていねいに接すること，相手の立場に立った説明をすることが基本であり，対人援助の基本的な行動ができているかを試されるといっても過言ではありません。普段から誰にでもそのように接していれば，過度な緊張をせずに同じことができるはずです。

コツとわざ

- 意外に大事なことは，「支援の時間は短めに」ということです。精神症状のある患者さんにはじっくりとかかわったほうがよいような錯覚をもちますが，対人対応で普通の人以上に疲れる傾向があります。そこへの配慮は大切です。
- 手短に，簡潔な支援が必須です。いずれにしても，精神症状のある患者さんだからといって特別な対応があるわけではありません。自らに以下の３つの問いかけをしてみましょう。

①精神症状悪化の原因
②それによってどんな困ったことが起こっているか
③患者さんや家族が希望していることは何か

普段の内服が重要

精神症状の悪化は，薬を飲まなくなると出てきます。とにかく普段から薬を飲み続けるということが重要になります。

そのため，服薬できているかの確認や服薬の回数，負担感を軽減しながら服薬が継続できるように支援をするのが基本です。

その上で，服薬をしていても症状が悪化することもあります。この場合は薬を調整するか，そのまま見守るかを医師に検討してもらうことが必要です。時期的に症状が悪化することもあり，その場合は，症状悪化にともなう困りごとが周囲の許容範囲であれば「落ち着くのを待つ」，「見守る」ということが適切な場合も多いものです。本格的な症状悪化であれば，緊急の場合は入院が必要になったり，薬の調整が必要になります。

Q34 患者さんが処方されている医薬品の使用上の注意を自ら理解し，気をつけることができる状態ではありません。どのように対応したらよいでしょうか。

A 処方薬についてはすべての責任は処方した医師にあるため，患者さん本人に理解力がないこと，管理ができる状態でないことに気がついたら，その事実を医師に伝えます。可能なら，短期間でも経過観察期間を設けることを提案してみるほうが，改善の幅は広がります。

処方変更が困難で，かつ，患者さんや家族が使用上の注意を守れないリスクがある場合，在宅療養であることとその患者さんや家族にとっての価値を理解した上で，許容可能なリスクであるかを検討し，必要なサポート体制の構築を図ります。

薬剤師として患者さんの服薬のリスクを評価する

介護者やヘルパーでは，患者さんの服薬状況を観察した結果から事故が起こる可能性に気がつくことは難しいため，薬剤師が，患者さんの服薬状況で生じるリスクを評価して，介護者やヘルパーに観察の視点をもってもらうことは重要です。

このため，できれば処方医に相談して7～14日前後の処方にしていただき，薬剤師として多職種連携の中で短期的にモニタリングを行っていくことをおすすめします。服薬時間が守れているかについても，十分なモニタリングが必要です。

コツとわざ

- 正しい服薬のためには，患者さんや家族介護者に正しい服薬の習慣を身につけてもらうことが重要です。
- 服薬を忘れてしまうようなら，薬の置き場所を工夫してみる，服薬時間にアラームを設定してみるなども有効な場合があります（Part 3 参照）。

とくに，服薬方法が複雑な吸入薬や自己注射などは，患者さんや家族介護者が用法を遵守できないリスクが高まります。

在宅療養での服薬管理のあり方を考える

リスクがないように徹底した服薬管理をしなければならないなら，施設への入所を含めて検討したほうがよいこともあります。そうでなければ，リスクを吟味した上で，持続可能な療養環境を続けることを重視する道もあります（その道があるということが，在宅医療の存在価値でもあります）。

その場合は，リスクがあることを知りながら見守ることになります。患者さん本人の状態が落ち着いていることが前提ですが，許容可能なリスクであるかを検討し，必要なサポート体制の構築を図ります。

Q35 患者さんと医師の関係が悪く，板挟みになりました。どうすればよいでしょうか。

A 板挟みになることを関係者に宣言して挟まれることも重要です。

薬剤師は介入頻度が少なく，薬に特化してかかわっていくため，患者さんに対しても他の医療者や介護者に対しても，中立的な立場を取りやすいポジションです。

中立の立場でそれぞれの話を聞くというだけでも，軋轢はだいぶ緩和されます。

板挟みになるなら，あえて患者さん側に立つ，それを医師に伝えておく

誰しも，付き合いにくい患者さんというのは一定数います。とくに，被害的な発言が多い患者さんは，多くの医療者や介護者が付き合いにくいと感じます。

薬剤師に白羽の矢が立って関係調整をしなければいけない，あるいは関係調整を頼まれたときには，徹底的に患者さん側に立つことが大切です。患者さんのいい分がどんなに理不尽で自分勝手なものであっても，それらが基礎疾患から発生する言動でなければ，一見理不尽そうに見える言動にも理由があるはずです。それに耳を傾けていく姿勢が重要です。依頼者を守る弁護士のような役割をしていくことで，関係が動き出すことがあるからです。なお，基礎疾患がある場合は，関係者が一定のルールにもとづいて対応するほうがよい場合もあります。そこでの見きわめは関係者と共有し

コツとわざ

- 患者さんと医師の関係がよくないことが，拒薬として現れてくることもあります。
- チームは生き物です。バランスがとれている状態が自然に続くわけではありません。「おかしいな」と思ったことを口に出していく勇気，間に入って調整していく勇気がときには必要になります。
- ただし，中立的立場を破って間に入ることには，それなりの苦労がついてきます。関係が良好でないところを調整しだすときりがないからです。前もって覚悟をして臨みましょう。

ましょう。

患者さんにとって耳の痛いことをいえるのは医師

多くの関係者がかかわると，誰かが悪者役を引き受けないといけないときがあります。その適役は医師です。

患者さんにとっての「本人基準」を尊重しやすい在宅では，服薬管理などがルーズになっていく危険があります。しかし，あくまでも「医療」が提供される現場では守らなければならないルールがあります。

ルールが守られないときは，やはり最終的には医師に動いてもらわなければいけません。その結果，患者さんと医師の関係に溝ができることがあります。それでも医療を受ける上で患者さんが守らなければならないルールに適応していくために関係者が間に入り，患者さんや家族の認識を修正していくことが必要です。

医師が1人で暴走している場合は，多職種のチームが団結して医師に申し入れをするか，あるいは他の医師にコンサルテーションをお願いするなどの工夫が必要です。

Q36 患者さんが医師の診察において，実際の疾患の状況・生活環境とはかけ離れた話をしています。どのように対処すればよいでしょうか。また，患者さんの薬に対する依存性が強い場合，どのように調整していけばよいでしょうか。

A 「飲めていない」，「飲みたくない」といった情報は患者さんが隠したい情報です。なぜ隠したいのかも含めて，患者さんの状況をよく把握することが先決です。

また，薬についてこだわりがあり，固執して，過剰服薬になっている場合は，どのくらいこだわりがあるのか，薬へのこだわりはどんな体験から起こっているか，といった話をできるような関係をつくることが先決です。

薬剤師は医師より患者さんの状態や状況，胸の内を知っているということがあって，初めて意味のある医師への情報提供ができます。

情報提供の前に，患者さんのことをよく知る

薬剤師が薬の飲み方について指導をするためには，患者さんのことをよく知ることが重要です。「飲めていない」という事実を患者さん自ら医師に提示してもらえるようになることを目指し，状況把握をします。

その上で，どのくらいなら飲めるのかという患者さんの許容範囲を確認して，医師に情報提供していくことが求められます。

一方で，薬がないと不安という患者さんもいます。そういった患者さんに医学的に必要がないと説得したところで，不安に駆られてありもしない症状を訴えてしまうこともありえます。患者さんの薬への依存性の強さは疾患からくるのか，もともとの性格的によるものなのか，家族からも情報を聴取する必要があるかもしれません。原因によって，わかってもらえるまで説明をくり返すか，不要な薬による副作用について十分説明するか，最善策はケースバイケースです。

いずれも焦らずに，じっくりとかかわるというスタンスが求められます。

認知症や病状変化が背景にある場合

認知症や病状変化が背景にある場合は，そちらのアセスメントの情報提供を行い，医師にどのような剤形，用法用量なら飲めそうであるという処方提案をしていけるようになると，医師の理解が得られやすく薬剤師と医師の間によい関係が生まれていきます。

医師から信頼されるくらい，患者さんの状況を把握していること，それが在宅医療で患者さんとかかわっている薬剤師の価値ともいえます。

「本当に必要な薬なのか」を検討する

飲めていない，または，飲みすぎの場合，減薬しても差しさわりがなければ，段階式に徐々に減薬していくことが重要です。

薬への依存がある場合，薬にかわる生活習慣（運動によって睡眠の質を高める，コーラスで自立神経を整えるなど）について説明するのも1つの改善方法です。薬に頼らない生活の楽しさを説明し，減薬へと誘導します。

コツとわざ

- 睡眠安定剤の長期服用から，薬剤性の嚥下障害を引き起こす可能性があります。嚥下障害が起こってから減薬しても嚥下障害の改善に時間がかかることなど，患者さんに知られていない副作用も多く，減薬にあたっては，薬に対して誤った恐怖感を与えないよう注意しながら，副作用の起きる可能性を説明していくことも重要です（Part 3 参照）。
- 患者さんが服薬で前向きでなく，ネガティブな言動がある場合，太陽の光を浴びること，野に咲く花をみること，体を動かすことなどを勧めてみる方法もあります。
- 人は生きている意義を感じにくくなったとき，死んでしまいたい状況におちいりやすいものです。その際は，患者さんは休むのが仕事で，ただ，居てくれるだけで家族にとって存在意義があることを患者さん本人に伝えたり，生活リズムを整えるなどの支援を行います。

患者さんが服薬に前向きでない場合

患者さんが服薬に前向きでない場合，患者さんの辛さをわかろうとする態度で，接してください。

患者さんからネガティブな発言があったときは，患者さんが状況を受け止める準備中であり，待つことが必要なタイミングだととらえてください。

患者さんのネガティブな言動を「怖い言動」ととらえて大騒ぎしたり，受け止めきれずに聞き流したり，否定したりしてはいけません。人は誰もがいつか，病気や死に向き合わざるをえないときがきます。ネガティブな言動の理由は，状況が改善しないことや，思うとおりに体が動かないことに対する絶望や喪失感かもしれません。

病気を抱えて生活し，死が視野に入っている患者さんは，いろいろな意味を込めてネガティブ言動をします。その場に居合わせたら，まずは言葉や行動をしっかり受け止めることです。

落ち着いて，「その言葉や行動を受け止めた」ことを伝える何らかのサインを返します。それは，ときには沈黙かもしれませんし，聞いた言葉をおうむ返しすることかもしれませんし，患者さんの肩に手を置くことかもしれませんし，また，目をしっかり合わせることかもしれません。「どうかしたのですか？」，「何か思われることがあるのですか？」ともう少し話を続けてもらうように促していってもよいかもしれません。苦痛な言葉を吐き出すことができるということは，「現在の状況を受け止める準備中」という意味です。「次にどうしたいか」は，きっと整理がついたら話してくれるはずです。

周りの人が状況を理解してかかわる

患者さんが生きる気力を失っている場合，抑うつ状態にもなり，介護者としても放置と見守りの間を見計らうのが大変に難しい状態です。したがって，家族，ケアマネ，訪問看護師，医師など多職種連携チームで情報を共有し，負担が偏らないように注意する必要があります。

患者さんが無気力な状態にもかかわらず，追い詰めたり，否定するような対応は避けるべきです。少しでも安心できる状態となるよう心がけ，家族やかかわるスタッフと話し合います。万が一，自殺など，最悪の事態になってしまったときは家族だけでなく，かかわった人全員の心が傷つきます。結果を受け止めるしかありませんが，その自責の念に苦しみ続けます。関係者全員がそのときできることを一生懸命行ったということを共有していくこと，グリーフケアをきちんと行っていくことが，家族が自分たちの人生を歩んでいくために必要だということを，頭の片隅に置いておいてください。

また，服薬に前向きでないものの，食事がとれているようであればそのときを利用して工夫してみましょう。

つながり続けること

患者さんが病状や未来を悲観して自暴自棄になっているようであれば，その想いを受けとめましょう。「もう来ないでくれ」とすべての医療者に拒否的になることもあるかと思いますが，あきらめずに「また電話しますね」，「また様子を見に来ますからね」などと，関係を絶たない約束をしてください。治癒が難しい疾病にかかると，人はすべてを投げ捨ててしまいたい気持ちになることがあります。しかし投げかけられた「言葉」そのものを受け取るのではなく，その背後にある「想い」を感じとってあげられる医療者になってほしいと思います。大切なのは「自分は見捨てられていない」という実感を患者さんが得ることです。「つないだ手を離さない」という医療者の姿勢で患者さんは勇気づけられるものです。

Part 7

緊急時対応および
病院との入退院の調整

Q37 患者さんや家族等から緊急連絡があった場合，どのように対応すればよいでしょうか。

A 薬剤師の在宅訪問での「緊急時対応」とは，訪問時における患者さんの容体の悪化などであり，基本的に頻繁にあるものではありません。

患者さんや家族から緊急時に薬剤師に直接連絡が入ることは，ほとんどありません。もし，あった場合は，薬剤師は重症度・緊急度を診察（判断）することはできませんので，主治医に連絡をつけるよう努力することはもちろんですが，患者さんの容体を電話や訪問で十分に確認し，薬剤師の目線で本人やその家族に適切なアドバイスを行い，その対応方法（救急要請・経過観察・延命治療の拒否など）を患者さんや家族に決定してもらいましょう。

24時間対応について

原則，居宅療養管理指導を行う薬局・薬剤師は24時間対応可能でなくてはなりません。ただし，24時間対応といっても，24時間調剤をしなくてはならないとはなっていません。“24時間対応”とは，「患者さんからの緊急の電話に的確に対応できること，状況に応じて対応できる方法を講じておく」ことです。特別に緊急対応困難な日（時間）が生じる場合は，近隣の薬局にお願いして対応してもらうか，主治医に対して事前に連絡しておきましょう。そのためにも，近隣薬局や在宅薬局どうしの連携関係や，主治医との連携関係をしっかりとつくっておきましょう。

必要であれば，近隣の薬局と連携し，24時間電話対応が可能な連携を組んでください。診療所でも主治医が24時間往診可能ではなくても，連携を行い，24時間対応をしていることが少なくありません。

また，患者さんの緊急入院などに備えて，日ごろからお薬手帳へ服薬状況の記入，副作用情報の記入などを行っていれば，いざというときにあわてずに対応できます。

在宅医療で薬剤師に求められる「緊急時対応」はほとんどない

実際のところ，在宅医療で薬剤師に求められる「緊急時対応」はほとんどありません。「緊急度」と「重症度」は同じものではありません。以下のように定義されています。

重症度：生命予後または機能予後を示す概念
緊急度：重症度を時間的に規定した概念

また，休日・準夜帯における患者さんや家族からの電話による問い合わせの内容は，薬を飲み忘れた，薬の効果が不十分で眠れないなど，電話だけの対応で済むことも実際は多く，その場合は薬剤師として一般的な対応をとります。

「緊急度」とは，重症度を分類していく中で付加されるもので，原則的に生理学的評価による異常が最も緊急度が高く，次いで解剖学的評価による異常，その他の症状による異常の順になります。

患者さんや家族から薬剤師への連絡は

①主治医に電話したら「薬をもって行かせる」といわれたけど，いつもってきてくれるの
②主治医に連絡がとれないのだけれど，どうしたらよいかわからない

などが多く，①では，後ほど主治医から処方内容の相談，調剤のしかたに

コツとわざ

- 薬剤師が重症度・緊急度を判断することはできません。「重症だ」,「緊急性がある」と感じた場合は，必ず主治医に連絡しましょう。主治医に連絡がつかない可能性がある場合は，事前に対応方法を協議しておくのもよいでしょう。
- 緊急度がないと判断した体調変化の相談についても，翌日以降に，必ず主治医に報告を行いましょう。患者さんや家族からの問い合わせの内容が飲み忘れや重複服用などについてで，薬学的に問題がないと判断できるような相談でも，必ず主治医にその内容と対応について情報提供しましょう。

ついて連絡があり，その旨を患者さんや家族に連絡をして，調剤して届けることになります。

②の問い合わせはほとんどありませんが，電話で患者さんの容体を聞き，緊急性が高い場合は，その場で救急対応（救急車をよぶなど）を指示することになります。緊急性（一刻を争うこと）がない場合は，主治医と連絡がつくまで連絡をくり返し，それまで待機（経過観察）してもらいます。もちろん，この場合は定期的に容体の変化を確認し，緊急性が高くなったと判断した場合は，救急対応に切り替えます。

主治医に連絡がついた段階で，主治医の指示を仰ぎそれにしたがって行動をとりましょう。

翌日以降の早い段階で主治医に報告する

緊急度の度合いにかかわらず，居宅療養訪問計画にない対応をした場合は，必ず翌日以降の早い段階で主治医に報告を行ってください（緊急度が高いと思われ，主治医にコンタクトをとり続けた場合は，連絡がついた段階で状況報告を行います)。

飲み忘れや重複服用などの相談で，薬学的に問題がないと判断できるような相談も，必ず主治医に情報提供しましょう。

警察や消防からの問い合わせ

警察や消防から緊急の問い合わせがくることが，まれにですがあります。とくに警察に関しては，在宅に限らず外来で薬を調剤していても可能性があります。

問い合わせの内容は，警察・消防ともに，患者さんが飲んでいる薬の確認，直近の投薬時の様子などについてがほとんどです。

これらの報告は「保険薬局及び保険薬剤師療養担当規則」にもとづいて行うものになりますので，相手の身分を確認した上できちんと行ってください。

予備知識

緊急度の概念を学習したい場合は，日本臨床救急医学会の救急認定薬剤師の研修で使用されているテキスト『薬剤師のための救急・集中治療領域標準テキスト』(2011年，へるす出版)や，財団法人 救急振興財団の『救急搬送における重症度・緊急度判断基準作成委員会報告書』(平成16年3月，平成15年 財団法人 全国市町村振興協会助成事業)などを参考にしてください。

Q38 医師等からの緊急連絡時に医薬品や医療材料の在庫がない場合，どのように対応すればよいでしょうか。

A 日中は対応可能でも，夜間は手元にない物を供給することはできません。その場合は，はっきりと主治医に対して，供給不可能であることを伝えましょう（在庫がない場合は調剤依頼を拒否しても問題とはなりません）。

代替でも供給不可能な場合，さらに医療機関での供給も不可能な場合や翌日まで待つことができない場合は，救急対応にて病院に搬送しましょう。

在庫がないときは正直に伝える

薬剤師に入る緊急の連絡は，医師からであることが大半で，平日は閉局時刻から2～3時間の間であることが多いと思われます。休日でも，日中がほとんどです。

しかし，少ないとはいっても深夜に医師等から緊急対応を求める連絡がくることはあり，それに備えた体制づくりをしておくことが必要です。緊急連絡があった際に，在庫不足等で対応が困難な場合は，主治医にその旨を正直に伝えましょう。

日ごろから薬局どうしの顔の見える関係を築いておく

緊急連絡時に，薬剤師が１人だけで万全の対応をとることは不可能です。場合によっては局内の薬剤師全員でも万全の対応がとれないかもしれませ

コツとわざ

- 医薬品等の供給が不可能であるときは，緊急時ではとくにその旨を正直に伝えましょう。
- 日ごろから薬局どうしの顔の見える関係を築いておけば，緊急時にも薬薬連携で対応することができます。
- 開局時間外に医薬品等の緊急調剤などの依頼が多い場合は，医薬品や医療材料等の物品供給体制について，患者さんの容体と勘案して適切な状態か，主治医や訪問看護師と相談して平時からの対応を見直したほうがよいでしょう。

ん。地域の薬剤師会などで居宅療養実施に向けての取り組みを行っている所が少なくありませんから，日ごろからそのような会合に出席して，在宅を支える薬局どうしの顔の見える関係を構築しておくことが重要です。

また，一般社団法人 日本在宅薬学会などの主催する勉強会がいくつもあります。日本在宅薬学会では各種講習会の参加者の名簿を公表しており，横のつながりを目指して活動しています。これらの活動に参加するなどして，横のつながりをつくることも可能です。

医薬品などの供給は平時の問題

「薬がなくなって困っているのだけれど…」とか「主治医にきてもらって処方せんをもらったのだけれど，どうしたらよいか」などの問い合わせが多い場合は，医薬品や医療材料等の供給体制について，患者さんの容体を勘案して適切な状態か，平時からの対応を見直したほうがよいでしょう。

また，薬局から離れた場所にいる薬剤師が医師から緊急連絡を受けなければならない場合は，薬局で備蓄している医薬品や医療材料の在庫（流通在庫）を薬局の外から把握できるシステムが必要です。

Q39 患者さんの退院時には，どのように対応すればよいのでしょうか。

A 退院時には，入院先での服用薬等の情報を入手して，薬剤服用歴へ記録します。

新たな処方内容の確認と薬剤服用歴への記録

患者さんの入院時に，入院先の病院等では多剤投与をされている患者さんの状態によって，可能であれば減薬や整理を行います（診療報酬上も薬剤総合評価調整加算によって評価されています）。これによって，退院後の処方内容が以前と異なる可能性がありますので，在宅で患者さんの療養を支える薬剤師としては，入院時の服用薬（注射薬等を含めて）のほか，副作用に関する情報等も入手して，薬剤服用歴に記録しましょう。

さらに，入院時と退院後の在宅療養では環境が大きく異なり，主治医が処方再設計を行う場合もありますので，在宅で患者さんの療養を支える薬剤師として患者さんの服薬アセスメントを入念に行う必要があります。

患者さんの退院時に行われること

患者さんの退院時には，患者さんと家族等，入院先の医師または看護師，在宅療養を担う医師または看護師によって，退院前カンファレンスが開催されます。ここで，在宅での療養を行うことが可能かどうかの検討がなされます。

その後，介護認定等の手続きがなされることになります。患者さんに介護認定がなされると，かかりつけ薬剤師（薬局）は必要に応じて患者さんに居宅療養管理指導を行うことになります。

居宅療養管理指導を行った場合，患者さんの担当ケアマネジャーに対してケアプラン作成等に必要な情報を提供しなければなりません。提供方法は，文書や電話などでもかまいませんが，できればケアマネジャーが開催するサービス担当者会議に出席することが連携をとる上でもいちばんでしょう。

退院前カンファレンスとは

「退院前カンファレンス」とは，入院による急性期治療の実施後，入院中の治療を担当した医療関係者と退院後の患者さんの療養を支える医療関係者の間で，患者さんの病状や在宅療養上の問題等の情報共有，および，支援内容や方法の検討・確認を行うものです。

その後，入院中の担当医は患者さんと家族等に対して，退院後の療養を支える医療機関の医師または看護師，退院後の服薬管理を担当する薬剤師，訪問看護ステーションの訪問看護師，ケアマネジャー，歯科医師等と共同して退院指導を行い，患者さんに在宅での療養の方法について説明します。

一般的に入院による急性期治療の実施後は退院となりますが，高齢者の場合，退院困難要因があることが多く，患者さんが在宅で療養を行っていくためにどのような問題があり，どのような対応が求められるかを把握し，入院中の治療および在宅での療養を支える多職種の医療関係者で連携をして対応していかなければなりません。

退院前カンファレンスに薬剤師が参加を求められることは少ないと思われますが，参加を求められた際には，患者さんの病状や在宅療養上の問題について薬剤師としての意見，および，かかわり方の提案・調整を行ってください。

コツとわざ

- 退院時には，処方内容が以前と異なる可能性がありますので，入院中の服用薬のほか，新たな処方内容に関する情報も入手して，薬剤服用歴に記録しましょう。
- 入院先と在宅では環境が異なり，処方の再設計の影響が出る可能性もありますので，退院後しばらくは，服薬アセスメントを入念に行いましょう。
- 要介護または要支援の介護認定を受けた患者さんの場合，ケアマネジャーや医師等から居宅療養管理指導を求められることがあります。
- 居宅療養管理指導を行った場合，退院後の初回訪問後，ケアマネジャーからサービス担当者会議への出席が求められます。サービス担当者会議に出席しなくても居宅療養管理指導の内容について報告書を提出すれば問題ありませんが，できれば参加がのぞましいといえます。

退院支援加算，地域連携パス

病院で算定できる診療報酬の1つに退院支援加算があります。

退院前カンファレンスは，これによって診療報酬上の評価がされます。退院支援加算1の算定にあたっては多職種によるカンファレンスを入院後7日以内に行うこと，退院支援加算2の算定にあたっては多職種によるカンファレンスをできるだけ早期に行うことが要件とされています。このほかにも，病院は退院支援加算の算定にあたってさまざまな患者さんの退院支援を行うことが求められています。

さらに，退院支援加算の加算（加算の加算）として，地域連携診療計画加算があります。この加算の算定にあたっては，あらかじめ疾患別に，一連の治療を担う複数の保険医療機関，または「介護保険法」によるサービス事業者との間で，地域連携診療計画（いわゆる地域連携パス）を作成することが求められています。

この地域連携パスに退院後の保険薬局の薬剤師による服薬指導が盛り込まれていれば，より薬剤師としての患者さんへのかかわり方が明確になります。

Q40 患者さんの入院時に備えた対応について教えてください。

A 患者さんの入院時に日ごろの服薬状況を入院先の病院等が正しく把握できるよう，日ごろからお薬手帳に必要な情報を盛り込んでおき，患者さんや家族等に入院時にお薬手帳を必ずもっていくように，くり返し伝えておくことが重要です。

お薬手帳に書き込んでおくべきこと

患者さんの入院時には，緊急手術などが行われることも多く，このためお薬手帳などによって薬剤服用歴を迅速に提供することが重要です。

①処方薬の基本情報
②一包化についての情報（一包化しているもの，していないもの）
③処方期間（「○月×日まで」など）
④他科併診に関する情報
⑤患者さんの副作用の既往歴等
⑥服薬管理状況に関する情報（飲めていない日はないか，正しく服薬できていない可能性はないか，副作用の兆候など）

コツとわざ

- 在宅で療養をする患者さんは，容体が急激に悪くなることと，比較的安定することをくり返すことが多くあります。患者さんが入退院をくり返すことも少なくなく，患者さんのQOLにとって，入退院時に医療関係者間でのスムーズな引き継ぎが行われることは重要となります。情報提供，情報収集，日ごろからの医療機関との連携に努めてください。
- 入院先の医師や薬剤師が患者さんの服薬アドヒアランスについて十分な情報を把握していない場合，誤った情報にもとづいて，誤った投薬がなされてしまうことも起こりかねません。お薬手帳などで，患者さんの服薬管理状況について正しい情報提供（飲めていない日はないか，正しく服薬できていない可能性はないか, 副作用の兆候など）を行ってください。

入院先の病院等に担当薬局だとわかる工夫を

お薬手帳に重要情報を記載しておくだけでなく，入院先の病院等の薬剤師と直接連携を図ることも重要です。

また，退院時に，入院前までの処方薬の整理が行われることが通常となりつつあります。まったく処方内容が異なった後の対応に追われるのではなく，患者さんのQOLを第一にして，のぞましい処方内容とするためにも，日ごろからの入院先の病院等の薬剤師との連携は重要です。

Q41 資格を要する医薬品と，それらの資格の取り方や無菌調剤の体制づくり，また，特定保険医療材料の交付体制づくりについて，教えてください。

A 麻薬が在宅医療において，資格を要する医薬品にあたります。麻薬を調剤し，患者さんに交付するためには，麻薬小売業者の許可を取得する必要があります。

また，無菌調剤を行うには，クリーンベンチの設置というハードの部分と，無菌調剤の手技の習熟というソフトな部分の両方が必要です。無菌調剤には手技の習熟が重要です。他の薬局の無菌調剤室を利用して無菌製剤処理を行うことが可能なので，これを活用するなどして無菌調剤の手技の習熟に努めることが重要です。

特定保険医療材料については，医師が特定保険医療材料を処方せんにより保険薬局に交付を指示することが可能となっています。保険薬局は医師からの処方せんをもとに，患者さんに特定保険医療材料を交付し，調剤報酬としてその費用を請求することができます。とくに事前の届出等は不要です（高度管理医療機器等は届出が必要です）。特定保険医療材料の仕入れ方法については，医薬品と同様です。

麻薬の調剤

在宅で療養を行う患者さんでは，麻薬が処方されることも少なくありません。麻薬を調剤するには，麻薬小売業者の免許が必要です。そして，在宅で療養を行う患者さんの処方せんを多く取り扱うようになると，それに対応して麻薬を調剤することが増えてくると思います。

麻薬は，麻薬業務所（薬局内）に鍵をかけた堅固な保管庫（重量金庫または固定された金属製金庫）を設置し，その中に保管しなければならないとされています。さらに，この保管庫は麻薬専用庫でなければならず，他の医薬品と麻薬は一緒に保管できないとされており，大量に保管することは困難です。

このため，麻薬の在庫不足のため麻薬処方せんにより調剤することができない場合に限り，当該不足分を近隣の麻薬小売業者間で譲渡・譲受することが可能となっていますが，事前に申請を行って許可を得る必要があります。

同一都道府県内の2つ以上の麻薬小売業者が共同で申請し，グループを作成すること（複数のグループに所属すること）は不可とされていますが，グループ内であれば，麻薬処方せんに記載された分量の麻薬を調剤することができないときに限り，不足分を補足するために，反復継続して譲り渡し，譲り受けることができるとされています。

無菌調剤の体制づくり

平成28年度診療報酬改定によって医師が保険薬局で交付できる注射薬に注射用脂肪乳剤が追加されるなど，在宅医療において保険薬局で交付できる注射薬が増えてきています。今後，保険薬局での無菌調剤のニーズはますます高まっていくと思われます。

これに対応する形で，保険薬局での無菌調剤を支援する枠組がハードの面でもソフトの面でも充実してきています。従来，「ニーズはあるが，どう

コツとわざ

- 麻薬，無菌調剤，および特定保険医療材料については，今後は準備を整えておかないと主治医から相談の電話が入った瞬間，処方せんが届いた瞬間に困惑することが増えると思われます。主治医と相談しながら必要な準備をする必要があります。
- 特定保険医療材料を通常のルートで医療用卸等から入手をすることは可能ですが，包装単位が大きいと余剰在庫になってしまうことがあります。一部の卸で医療材料の分割販売などを行っていますので，うまく活用してください。

してもできない」と考えていたところが多いと思いますが，他の薬局の無菌調剤室を共同利用して手技を習熟させ，緩和されたハードの要件を満たすことができれば，無菌調剤を行うことは可能です。

特定保険医療材料の交付

特定保険医療材料の交付をするにあたっては，在庫管理が難しいと考えるかもしれませんが，「医療機器の分割販売について」（平成26年4月11日薬食監麻発0411第3号）によって，分割販売が可能とされています。

具体的には，「医療機器の直接の容器または直接の被包を開き，小包装単位で供給する行為（分割販売）は，特定の需要者の求めに応じて行う場合に限って認められる。ただし，広く一般に対し，販売等を行うために，あらかじめ分割する行為は，医薬品医療機器法 第13条第1項に規定する製造行為（小分け製造）に該当する」とされています。また，「内袋があるなど，品質の劣化など，保健衛生上の危害が生じる可能性が低い医療機器に限る」とされています。

したがって，処方せんに記載された量を，品質劣化のリスクがなければ，それに合わせて分割販売することは可能です。分割販売の際は，以下を添付することとされています。

・外箱の写し（直接の容器等の記載事項：医薬品医療機器法 第63 条に規定する事項を記載した文書）
・添付文書またはその写し（医薬品医療機器法 第63条の2）

予備知識

東京都薬剤師会では『見てみよう　特定保険医療材料』を発刊しています。薬局で特定保険医療材料を扱う際の基本をまとめていますので，参照してください。

Part 8

かかりつけ薬剤師制度に関して

Q42 平成28年4月改正の調剤報酬において，かかりつけ薬剤師・薬局の評価にかかる調剤報酬の項目について教えてください。

A 患者さんが選択した保険薬剤師が，処方医と連携して患者さんの服薬状況を一元的・継続的に把握した上で，患者さんに対して服薬指導等を行う業務を，「薬学管理料」として評価することとなりました。

まず，「研修認定の取得」，「医療にかかる地域活動の取り組みに参画」をして，かかりつけ薬剤師の要件を満たさなければなりません。「かかりつけ薬剤師」として，少しでも早く取り組みを始めることが大切です。

表1　かかりつけ薬局でないと減算される調剤報酬項目

時間外等加算
夜間・休日等加算
麻薬管理指導加算
重複投薬・相互作用等防止加算
かかりつけ薬剤師指導料
かかりつけ薬剤師包括管理料外来服薬支援料
在宅患者訪問薬剤管理指導料
在宅患者緊急訪問薬剤管理指導料
在宅患者緊急時等共同指導料
退院時共同指導料
服薬情報等提供料
在宅患者重複投薬・相互作用防止等管理料
居宅療養管理指導料ならびに介護予防居宅療養管理指導料

かかりつけ薬剤師にかかる調剤報酬上の評価

かかりつけ薬剤師については，調剤報酬上，次のような評価が設けられています。

・薬学管理料において，かかりつけ薬剤師指導料，かかりつけ薬剤師包括管理料の本来の評価
・調剤基本料について，注1のただし書に規定する施設基準で，調剤基本料2，調剤基本料3の大型門前薬局が基本料41点を算定できる要件の項目の中で，勤務する保険薬剤師の5割が，かかりつけ薬剤師であること。また，かかりつけ薬剤師指導料およびかかりつけ薬剤師包括管理料の合計算定回数が，保険薬剤師1人あたりを月100回以上（ただし，公費負担医療にかかる給付により自己負担のない患者さんにかかる算定回数を除く）
・基準調剤加算の要件に，かかりつけ薬剤師指導料およびかかりつけ薬剤師包括管理料の届出が必要
・開局時間以外における時間外等加算において，かかりつけ薬剤師包括管理料は，基礎額として扱う
・かかりつけ薬局の基本的な機能にかかわる業務の中に，かかりつけ薬剤師指導料，かかりつけ薬剤師包括管理料がある

かかりつけ薬局にかかる調剤報酬上の評価

かかりつけ薬局については調剤報酬上の評価として，基準調剤加算において，かかりつけ薬剤師が役割を発揮できる薬局の体制および機能を評価する在宅訪問の実施，開局時間，相談時のプライバシーへの配慮等要件を見直しています。

また，基本的な機能にかかる業務として，表1にまとめた調剤報酬の算

コツとわざ

- 「患者が選択した保険薬剤師が患者の同意を得る」が，かかりつけ薬剤師にかかる調剤報酬上の評価において算定の要件になっています。したがって，来局される患者さんで，とくに高齢者で独居，昼間１人で生活されている，複数の医療機関に受診されている患者さん等に，「かかりつけ薬剤師のことを説明する」ところからかかりつけ薬剤師としてのかかわりが始まりますが，その地域にお住いの患者さんであるからこそ，いままで以上に「プライバシーへの配慮をすること」がより重要になります。
- 患者さんのために，かかりつけ薬剤師として担当している／していないにかかわらず，薬剤師として薬局内外と，連携していくことでよいフォローができます。調剤後も必要に応じて，また，予定の日に来局されなかったときなど，患者さんに薬剤師から連絡をすることが必要な場合があります。
- 患者さんの服用中の薬等について，患者さんに確認してもらいながらお薬手帳に記載すると，お薬手帳の役割と大切さを患者さんに理解してもらいやすくなります。
- 処方医への疑義照会（重複・相互作用，副作用，残薬とその理由など），また，処方提案などの際には，患者さんにていねいに説明して，患者さんの意向も添えて処方医に伝えることで，処方医とのよりよい連携と，患者さんに対しての適切な服薬指導につながります。

定に際して業務を実施していないと，評価を下げることになります。

MEMO

Q43 「かかりつけ薬剤師」として役割を発揮するのに，準備はどのようにしたらよいでしょうか。

A 国から，「患者のための薬局ビジョン」の実現に向けて，医薬品医療機器法（旧称 薬事法）により，かかりつけ薬剤師・薬局の基本的な機能に加え，国民による主体的な健康の保持増進を積極的に支援する機能を備えた「健康サポート薬局」の基準等が示されています。これらによって，かかりつけ薬局の基本的機能と健康サポート機能についての手順書，お薬手帳の意義，役割および利用方法の説明のための適切な資料，かかりつけ薬剤師・薬局の意義および役割等の説明のための適切な資料などが示されており，自局の点検，準備が必要です。

また，「健康サポート薬局に係る研修実施要綱」が示されていますので，これもよく確認して準備を進めてください。

技能習得型研修の研修項目

「健康サポート薬局に係る研修実施要綱」では，以下が技能習得型研修の研修実施項目として示されています。

・健康サポート薬局の基本理念
・薬局利用者の状態把握と対応
・地域包括ケアシステムにおける多職種連携と薬剤師の対応

知的習得型研修の内容

同じく「健康サポート薬局に係る研修実施要綱」では，以下が知的習得型研修の研修実施項目として示されています。

- 地域住民の健康維持・増進
- 要指導医薬品等概説
- 健康食品，食品
- 禁煙支援
- 認知症対策
- 感染対策
- 衛生用品，介護用品等
- 薬物乱用防止
- 公衆衛生
- 地域包括ケアシステムにおける先進的な取組事例
- コミュニケーション力の向上

コツとわざ

- 知的習得型研修については，「講義により行う」となっており，eラーニングでも受講できるとなっていますが，技能習得型研修の研修項目「地域包括ケアシステムにおける多職種連携と薬剤師の対応」の研修については，研修受講者の勤務する薬局が所在する地域の地域包括ケアシステムにかかる研修を受講することとされています。
- 薬局が所在する自治体と連携がとられている地域薬剤師会への参加，地域薬剤師会としての活動が地域包括ケアシステムにかかる研修，薬局間の連携，医療にかかる地域活動の取り組み，多職種連携などにおいてもますます重要になってきています

Q44

かかりつけ薬剤師指導料および かかりつけ薬剤師包括管理料の 施設基準にある,「特に,(3) 医療に係る地域活動の 取組に参画している」について, どのような対応が必要でしょうか。

A 薬局として対応している場合は,届出にかかる薬剤師が当該業務に関与していることが必要です。地域活動に参加していることがわかる書類として,届出時までの過去1年間に医療にかかる地域活動の取り組みに主体的に参加していることがわかる文書を添付することになっていますが,業務の内容,行った日付などを記載した書類を作成し,添付してください。

かかりつけ薬剤師に求められる「医療に係る地域活動の取組」について

かかりつけ薬剤師指導料およびかかりつけ薬剤師包括管理料に関する施設基準(表1)にある「医療に係る地域活動の取組」に参画していることについての届出において,具体的事例において,届出が受理される場合と受理されない場合がありました(厚生労働省からの事務連絡〔平成28年5月19日 厚生労働省保険局医療課事務連絡:疑義解釈資料の送付について(その3)〕において示されました)。

それによると,「医療に係る地域活動の取組」に参画していることの要件を満たすには,次のような活動に主体的・継続的に参画していることが必

表1　かかりつけ薬剤師指導料およびかかりつけ薬剤師包括管理料に関する施設基準

(1) 勤務経験
　(ア) 3年以上
　(イ) 週32時間以上
　(ウ) 当該保険薬局に6か月以上在籍している
(2) 研修認定の取得
(3) 医療に係る地域活動に参画している。

要とされています。

・地域包括システムの構築に向けた，地域住民を含む，地域における総合的なチーム医療・介護の活動
・地域において人のつながりがあり，顔の見える関係が築けるような活動

「医療に係る地域活動の取組」の具体的な事例

「医療に係る地域活動の取組」の具体的な事例として，以下があげられています。

①地域ケア会議など地域で多職種が連携し，定期的に行われている医療・介護に関する会議への主体的・継続的参加
②地域の行政機関や医療・介護関係団体等(都道府県や郡市町村の医師会，歯科医師会，および薬剤師会ならびに地域住民に対して研修会等サービスを提供しているその他の団体等)が主催する住民への研修会等への主体的・継続的な参加

※厚生労働省保険局医療課 事務連絡「疑義解釈資料の送付について(その3)」(平成28年5月19日)より，「定期的継続的に行われている会議への主体的・継続的参加」が必要。

コツとわざ

- 「医療に係る地域活動の取組」は地域薬剤師会とともにあります。現在でも，それぞれの薬局で地域の管轄保健所からの依頼や薬局所在地の自治体とのかかわりにおいて，主体的に継続的に地域活動に参画していると思います。今後は，さらに地域の薬剤師会，地域の薬剤師とともに，地域活動の参画の機会が広がることになります
- 地域包括ケアの一員として，地域に暮らす住民が医薬品，薬物治療等に関して安心して相談できる身近な存在としての薬剤師の活動の取り組みとしては，学校薬剤師として生徒等に薬の話，危険ドラッグについての講演，薬と健康の週間で自治体主催の「薬学フェア等」での薬の相談会の参加，地域主催の健康フェアでの薬についての講演などがあげられます。

また，以下のような事例も当面の間は，要件に該当すると考えられるとされています。なお，薬局として対応している場合は，届出にかかる薬剤師が関与していることが必要であるとされています。

・行政機関や学校等の依頼にもとづく医療にかかる地域活動（薬と健康の週間，薬物乱用防止活動，注射針の回収など）への主体的・継続的な参画（ただし，薬局内でのポスター掲示や啓発資材の設置のみでは要件を満たしているとはいえない）
・行政機関や地域医師会，歯科医師会，薬剤師会の協力のもとで実施している休日夜間診療所への派遣等
・委嘱を受けて行う学校薬剤師の業務

索　引

アルファベット

あ　行

か　行

さ 行

た 行

な 行

は 行

ま 行

や 行

ら 行

在宅訪問・かかりつけ薬剤師のための

服薬管理 はじめの一歩 コツとわざ

定価　本体2,800円（税別）

平成28年8月31日　発　行
平成28年9月30日　第2刷発行

編集代表　吉澤（よしざわ） 明孝（あきたか）

発 行 人　武田 正一郎

発 行 所　株式会社 じ ほ う

101-8421　東京都千代田区猿楽町1-5-15（猿楽町SSビル）
電話　編集　03-3233-6361　販売　03-3233-6333
振替　00190-0-900481
＜大阪支局＞
541-0044　大阪市中央区伏見町2-1-1（三井住友銀行高麗橋ビル）
電話　06-6231-7061

組版　（有）アロンデザイン　　印刷　（株）日本制作センター

Printed in Japan

ISBN 978-4-8407-4879-7